Breton   Angst als Krankheit

Sue Breton

Angst als Krankheit

Angstanfälle, Panikattacken, Platzangst

Aus dem Englischen übersetzt von
Dr. med. Gerhard A. Wiesbeck

≡ TRIAS THIEME HIPPOKRATES ENKE

Anschrift des Übersetzers:
Dr. med. Gerhard A. Wiesbeck
Psychiatrische Klinik
des Bürgerhospitals
Tunzhofer Straße 14–16
7000 Stuttgart 1

Umschlaggestaltung und
Konzeption der Typographie:
B. und H. P. Willberg, Eppstein/Ts.

Umschlagzeichnung:
Friedrich Hartmann, Stuttgart

*Die Deutsche Bibliothek –
CIP-Einheitsaufnahme*

Breton, Sue:
Angst als Krankheit : Angstanfälle,
Panikattacken, Platzangst /
Sue Breton. Aus d. Engl. übers. von
Gerhard Wiesbeck. – 2. Aufl. –
Stuttgart : TRIAS – Thieme
Hippokrates Enke, 1991
Einheitssacht.: Don't panic <dt.>

Titel der Originalausgabe:
»Don't Panic. A guide to overcoming
panic attacks«
First published in the U.K. in 1986 by
Martin Dunitz Ltd., London
© Sue Breton 1986

© 1989, 1991 Hippokrates Verlag
GmbH
Rüdigerstraße 14,
D-7000 Stuttgart 30.
Printed in Germany
Satz und Druck: Gulde-Druck GmbH,
Tübingen (Linotype System 4
[300 LTC])

ISBN 3-89373-178-4   1 2 3 4 5 6

Wichtiger Hinweis: Wie jede Wissenschaft ist die Medizin ständigen Entwicklungen unterworfen. Forschung und klinische Erfahrung erweitern unsere Erkenntnisse, insbesondere was Behandlung und medikamentöse Therapie anbelangt. Soweit in diesem Werk eine Dosierung oder eine Applikation erwähnt wird, darf der Leser zwar darauf vertrauen, daß Autoren, Herausgeber und Verlag große Sorgfalt darauf verwandt haben, daß diese Angabe dem **Wissensstand bei Fertigstellung des Werkes entspricht**.

Für Angaben über Dosierungsanweisungen und Applikationsformen kann vom Verlag jedoch keine Gewähr übernommen werden. Jeder Benutzer ist angehalten, durch sorgfältige Prüfung der Beipackzettel der verwendeten Präparate und gegebenenfalls nach Konsultation eines Spezialisten festzustellen, ob die dort gegebene Empfehlung für Dosierungen oder die Beachtung von Kontraindikationen gegenüber der Angabe in diesem Buch abweicht. Eine solche Prüfung ist besonders wichtig bei selten verwendeten Präparaten oder solchen, die neu auf den Markt gebracht worden sind. Jede Dosierung oder Applikation erfolgt auf eigene Gefahr des Benutzers. Autoren und Verlag appellieren an jeden Benutzer, ihm etwa auffallende Ungenauigkeiten dem Verlag mitzuteilen.

Zu diesem Buch 12

Einführung 13

Teil I   Definition 15

Was man unter einer Panikattacke versteht 15

Panik als Reaktion 15

Praktisches Beispiel: Angst in einer alltäglichen Situation 16
»Flight-or-fight«-Reaktion 17
Verstehbare und nicht verstehbare Panik 18

Wie viele Menschen leiden unter Panikattacken? 19

Die verschiedenen Formen von Panikattacken 20

Agoraphobie 20

Soziale Phobie 20

Spezifische Phobien 21

Behandlung 22

Zu welcher Gruppe gehören Sie? 23

Wie Panikattacken beginnen 24

Praktisches Beispiel: Im Bus 24
Praktisches Beispiel: Im Verkehrsstau 25
Praktisches Beispiel: An der Bushaltestelle 26

Panikattacken verändern das Leben 27

Panikattacken bei Kindern 28

Praktisches Beispiel: In der Schule 28

Wie sich Panikattacken entwickeln 29

Praktisches Beispiel: So entsteht Angst 29

Von einer Attacke zur nächsten 32

Praktisches Beispiel: Zunahme der Auslösesituationen 32

Möglichkeiten der Vermeidung 32

Praktisches Beispiel: Hilfsmittel können versagen 33

Die Angstspirale 34

Der Gedanke als Auslöser 35

Stufen einer Panikattacke 36

Die Angst und ihre Bedeutung für eine Panikattacke 37

Angst als Charaktereigenschaft 37

Situationsangst 38

Hindergrundsangst und akuter Angstzustand 38

Die Formen von Angst 39

Verlaufsmuster von Panikattacken 40

Die ausschließlich akuten Attacken 40

Praktisches Beispiel: Verlust des Arbeitsplatzes 40
Praktisches Beispiel: Verlust eines Freundes 41
Praktisches Beispiel: Verlust der liebgewordenen Umgebung 42

Gelegentliche Panikattacken 43

Praktisches Beispiel: Sorgen aktualisieren die Angst 44
Praktisches Beispiel: Alte Ängste werden aktuell 45

Akut-gelegentliche Attacken 45

Gelegentlich-akute Attacken 46

Praktisches Beispiel: Ärger am Arbeitsplatz 46

Zu welchem Typ gehören Sie? 48

Die Rolle von Freunden und Familie 50

Lernen am Modell 50

Der unmittelbare Einfluß wichtiger Bezugspersonen 51

Praktisches Beispiel: Panikattacken und die Geburt eines Kindes 52

Der indirekte Einfluß nahestehender Personen 53

Selbsterkenntnis 55

Belohnung und Strafe 55

Kontrollverlust 56

Langeweile und Identitätsverlust 58

Diese Eigenschaften begünstigen das Auftreten von Panikattacken 59

Persönlichkeitstest 60

Zu Ihren Antworten 63
Persönlichkeitseinschätzung 65

Flucht 66

Praktisches Beispiel: Angst als Entschuldigung 67

Emotionale Panik 68

Panik und Freude 69

Seien Sie ehrlich zu sich! 69

Fragen zu Ihrer Krankheitsgeschichte 71

Teil II
Wie man mit Panikattacken fertig wird · 75

Die ersten Schritte auf dem Weg zur Besserung · 77

Die akute Phase · 77

Gelegentliche Panikattacken · 78

Praktisches Beispiel: Verdrängte Angst wird zur Panik · 78
Praktisches Beispiel: Motivation kontra Panik · 79

Akut-gelegentliche Panikattacken · 80

Gelegentlich-akute Panikattacken · 80

Besserung der Symptomatik · 80

Kontrolle der Panik · 80
Praktisches Beispiel: Erfahrungen mit Angst · 81
Selbstsicherheit ist wichtig · 82

Erziehung zur Selbstbeobachtung · 84

Das Wissen um Hintergründe · 85

Die eigene Verletzlichkeit erkennen · 85

Methoden der Bewältigung · 87

Tranquilizer · 87

Alkohol · 89

Entspannungsübung »Nach einem Einkauf« · 89

Rückzug · 90

Positives Denken · 92

Eine neue Sicht der Dinge · 94

Bewußtes Ablenken · 95

Praktisches Beispiel: Ablenkung durch Beobachten 96

Üben in der Phantasie 97

Von der Theorie zur Praxis 99

Praktisches Beispiel: Besserung durch Üben 99

Wie man sich an Supermärkte gewöhnt 102

Wie man sich ans Busfahren gewöhnt 103

Seien Sie hartnäckig! 103

Liste über Ihre persönlichen Fortschritte 104

Ein Leben ohne Panik 106

Bewußtes Umkehren der Gefühle 107

Die Entwicklung des Identitätsgefühls 108

Mit Streß leben lernen 109

Streßauslösende Alltagsereignisse 109

Wann wirkt Veränderung als Streß? 110

Tiefenentspannung 112

Hypnose 120

Weitere Therapien 121

Richtige Ernährungsweise 121

Seelische Erkrankung und Ernährung 121
Ihr Körper verlangt nach gesunden Lebensmitteln 122

Sport 124

Angstreduzierung durch Problemlösen 125

Praktisches Beispiel: Lächerliche Ideen 127

Praktisches Beispiel: Viele Fragen führen zur richtigen
Entscheidung   127
Problemliste   128

Teil III
Hilfe von Freunden   129

Hilfe von außen   129

Akute Phase   129

Gelegentliche Panikattacken   131

Panikattacken bei Kindern   133

So können Sie Ihrem Kind helfen!   133

Praktisches Beispiel: Im Bus   133
Einige Richtlinien   135

Ratschläge an Freunde und Verwandte   137

Reaktionen der Umgebung   137

Offene Ablehnung bei akuten Panikattacken   137
Ungeduld und Verärgerung bei gelegentlichen Panikattacken   138
Gemeinsames Ausgehen   138

So können Sie helfen!   139

Neue Eigenschaften – und doch die alten   141

So erreichen Sie ein neues Selbstverständnis!   141

Checkliste für unter Panikattacken leidende Menschen　　147

Sachverzeichnis　　148

Zu diesem Buch

Es gibt keine verläßlichen Statistiken darüber, wie viele Menschen unter Angst leiden. Jeder von uns kennt Angst, das Ausmaß jedoch, in dem diese Angst von uns Besitz ergreift, ist von Mensch zu Mensch höchst unterschiedlich. SUE BRETON, die Autorin dieses Buches, hat als Therapeutin im Umgang mit Angstpatienten, aber auch als Betroffene selber, die Erfahrung gemacht, daß Panikattacken weit verbreitet sind. Allzu häufig kommen sich die Betroffenen unnormal vor und glauben, daß außer ihnen niemand sonst unter dieser Störung leidet.

Häufig ordnen die Betroffenen ihr ganzes Leben ihrer Angst unter, anstatt sich mit deren Ursache auseinanderzusetzen. Leider neigen gerade Personen, die unter Panikattacken leiden, zu dieser Art von »Problembewältigung«. Denn meistens sind es Menschen, die sich selbst nicht mögen. Unter keinen Umständen wollen sie ihr Leben hinterfragen und untersuchen, um es zu verändern.

Nur jenen, die sich mit ihren Panikattacken auseinandersetzen, gelingt es eventuell, sie zu kontrollieren. Das Ziel dieses Buches ist es, den Stellenwert von Angst und Panik in ihrem Leben zu ändern, weg vom zentralen, qualvollen Leiden, hin zum zwar beunruhigenden, aber erträglichen Symptom wie für viele von uns. Wenn Sie selbst Panikattacken ausgesetzt sind oder aber jemand kennen, der darunter leidet, kann Ihnen dieses Buch eine wertvolle Hilfe sein, nimmt es doch auf geistreiche und umfassende Art die Bewältigung lähmender Angst in Angriff.

ANNA RAEBURN

Einführung

Dieses Buch wurde für Menschen geschrieben, die unter Panikattacken leiden, für ihre Familien und ihre Freunde. Für jemanden, der nie eine Panikattacke erfahren hat, mag dieser Begriff weit hergeholt erscheinen. Für alle aber, die Panik schon einmal erlebt haben, ist die Furcht davor äußerst real. Dieses Buch versucht neue Einsichten über die Ursachen von Panikattacken zu vermitteln. Denjenigen, die darunter leiden, soll es Hoffnung und Motivation vermitteln, ihre Angst zu überwinden.

Entgegen eines weitverbreiteten Glaubens leiden Männer und Frauen gleich häufig unter Panikattacken – Männer versuchen jedoch häufiger, den Symptomen ihrer Angst durch exzessives Trinken zu entkommen. Menschen, die unter Panikattacken leiden, sind meist empfindsam, intuitiv, entschlossen und selbstkritisch. Unglücklicherweise aber neigen wir auch zu einer negativen Sicht aller Dinge. Ich sage »wir«, weil meinen Forschungen über Panikattacken Jahre der Eigenerfahrung mit diesem Leiden vorausgegangen sind.

Auf dem Gebiet psychischer Erkrankungen ist es eher unüblich, von jemandem professionell beraten zu werden, der selbst einmal unter den Symptomen gelitten hat. Hingegen würde beispielsweise eine Hebamme nie bestreiten, daß ihre eigenen Erfahrungen bei der Entbindung anderer Frauen von Nutzen sind. Menschen, die zu mir kommen, manchmal nach langer erfolgloser psychiatrischer Behandlung, äußern häufig: »Ich versuchte meinem Arzt die Symptome möglichst genau zu beschreiben, aber er hat es nicht wirklich verstanden. Aus dem, was Sie sagen, kann ich jedoch erkennen, daß Sie genau wissen, wie sich eine Panikattacke äußert.«

Die Ratschläge, die in diesem Buch gegeben werden, klingen gelegentlich so selbstverständlich, daß Sie sich vielleicht darüber wundern. Glauben Sie aber bitte nicht, dieser Kurs sei einfach, nur weil die Ratschläge einfach klingen – das Gegenteil ist richtig! Den Weg dieses Buches zu gehen, erfordert Entschlossenheit und Mut. Ich erzähle meinen Patienten häufig, daß sie bei der Bewältigung ihrer Panikattacken genauso hart arbeiten müssen wie in ihrem Beruf.

Hierzu ein Beispiel: Stellen Sie sich vor, Ihr Geräteschuppen sei in einem vollkommenen Durcheinander, so daß Sie nichts finden können. Da Ihnen dieser Zustand vermutlich bald auf die Nerven geht, räumen Sie auf. Allerdings wird diese Ordnung nicht lange anhalten, es sei denn, Sie bringen sich selbst dazu, die Geräte nach jedem Gebrauch an den korrekten Platz zurückzustellen. Man kann natürlich auch der Meinung sein, daß die Mühe, die diese Verhaltensänderung kostet, die Sache nicht wert ist. Manche Leute räumen ihren Geräteschuppen lieber immer wieder auf.

Ähnlich verhält es sich mit Panikattacken. Man kann eine solche Attacke bekämpfen, indem man beispielsweise ein Beruhigungsmedikament einnimmt. Oder aber man kann jene Situationen meiden, die Panikattacken auslösen, was bedeutet, daß man sein Leben einschränken und ein gewisses Maß anUnbequemlichkeiten in Kauf nehmen muß. Die Alternative dazu ist, auf eine Verhaltensänderung hin zu arbeiten. Erst wenn Sie motiviert genug sind, Ihr Verhalten zu korrigieren, werden Sie auch feststellen, daß Sie zu einer solchen Veränderung in der Lage sind. Niemand wird Ihnen dabei sehr viel helfen können, solange Sie nicht bereit sind, sich selbst zu helfen.

Selbst bei ausreichender Motivation werden Sie Ihr Ziel nur mit großer Anstrengung erreichen. Vermutlich haben Sie die »Fertigkeit«, panisch zu reagieren, über einen langen Zeitraum erlernt. Eine solch tiefsitzende Verhaltensweise kann daher nicht über Nacht geändert werden. Es hat auch keinen Zweck, von Panikattacken deshalb loskommen zu wollen, weil es Ehemann, Ehefrau, Mutter, Sohn oder sonst irgend jemand so wünscht. Sie werden nur dann Erfolg haben, wenn Sie selbst es so wollen.

Vielleicht glauben Sie, es sei eine Selbstverständlichkeit, daß jeder, der unter Panikattacken leidet, auch davon loskommen möchte. Leider ist das nicht so. In manchen Fällen dient die Panik einem sinnvollen Zweck: Durch sie werden Beschwerden anderer Art vermieden. Unglücklicherweise erscheint dies manchen Menschen als ein unausweichliches Schicksal. Sie leben häufig in dem Glauben, ein normales Leben nicht zu verdienen.

Wenn Sie zu jenen gehören, die ihre Panikattacken überwinden wollen, dann schlage ich vor, daß Sie dieses Buch genau durchlesen und es anschließend Ihrer Familie geben, so daß auch sie versteht, was in Ihrem Leben falsch ist und auf welche Art und Weise Sie versuchen wollen, damit fertig zu werden. Machen Sie ruhig Notizen über Ihre Fortschritte. Benutzen Sie dazu die Tabellen am Ende dieses Buches. Behalten Sie das Buch stets in greifbarer Nähe, bis Sie sicher sind, es auch alleine zu schaffen. Freilich kann dieses Buch professionelle Hilfe nicht ersetzen. Dennoch bleiben die Ratschläge, die hier gegeben werden, nützlich und hilfreich für Sie.

Welchen Weg Sie auch wählen, um Ihre Panik zu besiegen:

Denken Sie immer daran, daß Sie keineswegs das hilflose Opfer dieser Attacken sind. Es liegt vielmehr in Ihrer eigenen Macht, diese »Verwundbarkeit« zu stoppen, Ihre Angst zu überwinden und sich selbst zu heilen.

Teil I   Definition

Was man unter einer Panikattacke versteht

Panikattacken äußern sich von Mensch zu Mensch sehr unterschiedlich. Meist hat der Betroffene das Gefühl, er könne jeden Augenblick in Ohnmacht fallen. Sein Herz klopft schneller, die Hände werden feucht, der Blick verschwimmt, die Ohren dröhnen. Manche Leute empfinden Brechreiz, andere bekommen Durchfall. Wie auch immer die Symptome im Einzelfall aussehen mögen, sie haben eines gemeinsam: Sie erzeugen Angst! Dabei leiden die Betroffenen unter der Befürchtung, ihre Umgebung könnte diese Angst bemerken und sie im Falle einer Ohnmacht für verrückt erklären.

Im allgemeinen laufen alle weiteren Panikattacken nach dem Muster der ersten ab. Doch obwohl die Mehrheit der Betroffenen das Gefühl hat, ohnmächtig zu werden, tritt dies nur bei den wenigsten tatsächlich ein.

≡ Panik als Reaktion

Panik ist eine Reaktion, die wir im gesamten Tierreich vorfinden – beim kleinsten Insekt, aber auch beim Menschen. Sie ist als eine übersteigerte Form, als ein weit fortgeschrittenes Stadium der Angst anzusehen. Panik könnte also definiert werden als eine Extremform der Angst. Um sie besser verstehen zu können, sollten wir uns zuerst darüber klar werden, welche natürliche Rolle Angst in unserem alltäglichen Leben spielt.

Die Medien berichteten schon häufig über die schädlichen Auswirkungen von Angst und Streß. Daher neigen wir automatisch dazu, Angst als etwas Schädliches zu empfinden, das wir aus unserem Leben möglichst heraushalten sollten. Tatsächlich jedoch kann Angst auch von kreativem Nutzen sein. Die meisten von uns kennen die Erfahrung, wie die extreme Angst vor einer Aufgabe uns daran hindert, sie erfolgreich zu bewältigen. Oder wie uns beispielsweise ein bestimmtes Wort trotz größter Anstrengung nicht einfallen mag, obwohl es uns doch auf der Zunge liegt. Und je mehr wir uns bemühen, desto weniger gelingt es.

═══ Praktisches Beispiel: Angst in einer alltäglichen Situation

Kürzlich mußte ich eine meiner Angestellten ins nahe gelegene Krankenhaus fahren, weil sie während der Arbeit plötzlich erkrankt war. Während sie untersucht wurde, ging ich zur Aufnahme, um ihre Personalien anzugeben. Ich nannte ihren Vornamen, ihr Geburtsdatum, ihre Adresse, ihr Nachname jedoch wollte mir nicht einfallen. Je angestrengter ich mich zu erinnern versuchte, desto weniger gelang es mir. Ich war ganz einfach zu ängstlich. Schließlich gab ich vor, zuerst mein Auto parken zu müssen, bevor ich das restliche Formular ausfüllen könne. Ich ging hinaus, fuhr das Auto zum Parkplatz, und als ich zum Gebäude zurückging, fiel mir der Name plötzlich wieder ein.

Diese *Gedächtnisblockaden* sind der Schrecken aller Examensstudenten. Sie sind ein Beispiel dafür, wie sich Angst auf unsere Leistung auswirken kann. Häufig ist die Information, die dem Kandidaten während der Prüfung einfach nicht einfallen wollte, wieder da, sobald er den Examensraum verlassen hat und alles vorüber ist. Die offenbar vergessenen Fakten kehren fast immer ins Gedächtnis zurück, sobald der Prüfungsdruck gewichen ist, wenn wir damit aufhören, uns unter allen Umständen erinnern zu wollen, und statt dessen unsere Aufmerksamkeit etwas anderem zuwenden.

Die Ursache solcher Erinnerungslücken ist immer zu große Angst. Ein Übermaß an Angst hindert uns daran, die gestellte Aufgabe erfolgreich zu bewältigen. Erstaunlicherweise haben vollkommene Angstlosigkeit sowie ein Zuwenig an Angst jedoch den gleichen Effekt.

Ich kenne eine Ballettänzerin, die von sich behauptet, daß ihre Auftritte niemals so perfekt sind, wie sie es sein könnten, wenn sie zuvor nicht das notwendige Maß an Angst empfindet. Ähnlich scheint es im täglichen Leben zu sein, wenn fehlender Leistungsdruck auch die kleinsten Arbeiten unmöglich werden läßt. Häufig kommen wir doch gerade dann nicht zum Arbeiten, wenn wir über unbegrenzte Zeit verfügen. Dagegen habe ich die Erfahrung gemacht, daß ich um so mehr arbeite, wenn ich unter Zeitdruck stehe – zumindest bis zu einem gewissen Punkt.

Die beiden Beispiele zeigen deutlich, daß wir ein gewisses Maß an Angst benötigen, um unser Bestes geben zu können. Nur dann wachsen unsere geistigen Fähigkeiten, werden wir aufnahmebereit und konzentriert und sind in der Lage, dem vor uns liegenden Problem alle Aufmerksamkeit zu widmen. Sowohl ein Zuviel als auch ein Zuwenig an Angst kann also unsere Leistungsfähigkeit behindern.

═══ »Flight-or-fight«-Reaktion

Die instinktive Reaktion auf Furcht besteht darin, sich umzudrehen und davonzulaufen. Tiere und bis zu einem gewissen Maß auch Kinder reagieren auf dieser Verhaltensebene. Als Erwachsene haben wir jedoch gelernt, uns zu verteidigen, indem wir unsere Gefühle maskieren und unsere Reaktionen »korrigieren«. Diese Verdrehung instinktiven Verhaltens erzeugt Streß.

Registriert das Gehirn eines Tieres Furcht, so versucht sein Körper durch bestimmte Reaktionsweisen damit fertig zu werden. Um die Flucht vorzubereiten, schlägt das Herz schneller und pumpt dadurch vermehrt Sauerstoff in die Muskeln. Zusätzlich wird mehr Adrenalin ausgeschüttet. Ist eine Flucht unmöglich, so wird das Tier in aller Regel den Kampf aufnehmen. Diese instinktive Antwort auf Furcht wird im Englischen treffend als »flight or fight«-Reaktion bezeichnet.

Wann immer wir Angst empfinden, produziert unser Körper vermehrt Adrenalin. Unsere ganze Aufmerksamkeit konzentriert sich dann auf das vor uns liegende Problem, alles Nebensächliche wird ausgeblendet, so daß wir uns vollkommen der Angst und ihrer Bewältigung widmen können. Genau diese Kombination aus erhöhtem Adrenalinspiegel und zielgerichteter Aufmerksamkeit versetzt uns dann in die Lage, unser Bestes zu geben. Die anschließende Handlung befriedigt das Verlangen des Körpers nach einer Reaktion, danach kann die Ruhe zurückkehren.

Jede Form von Angst verlangt nach einer Reaktion des Körpers, nach geistiger oder körperlicher Tätigkeit. Bleibt diese Tätigkeit als Antwort auf die veränderten Körperbedingungen – erhöhter Puls, vermehrte Adrenalinproduktion – aus, so entsteht Streß.

Der gestreßte menschliche Körper kann mit einer blockierten Maschine verglichen werden. Der Motor läuft zwar auf Hochtouren, wird die Blockierung jedoch nicht beseitigt, so verschleißt sich die Maschine sehr rasch. In derselben Weise verschleißt Streß den menschlichen Körper. Wenn wir auf Angst nicht direkt reagieren können, indem wir entweder davonlaufen oder aber das Problem anpacken und lösen, kehrt die zur Erholung des Körpers notwendige Ruhe niemals ein. Als Folge dieser unbewältigten Angst entstehen schließlich streßinduzierte Krankheiten wie Nervenzusammenbrüche und Herzinfarkte.

Sofern Angst adäquat ausgelebt und beantwortet werden kann, dient sie einem durchaus sinnvollen Zweck. Für körperliche und geistige Hochleistung ist sogar ein bestimmtes Maß an Angst notwendig. Zuwenig Angst erzeugt häufig Lethargie, zuviel Angst jedoch hindert uns am klaren Denken. Unbewältigte Angst erzeugt Streß.

=== Verstehbare und nicht verstehbare Panik

Allzu große Angst erzeugt Panik. Panik entsteht, wenn trotz Furcht die übliche Fluchtreaktion blockiert ist oder aber an eine solche Blockierung geglaubt wird. Panik bricht in einem brennenden Kino aus, wenn das Publikum den Raum nicht schnell genug verlassen kann oder wenn alle glauben, der Ausgang sei versperrt. Panik läßt Leute in einer Art und Weise reagieren, wie sie es unter normalen Umständen niemals tun würden: Soldaten verweigern Befehle, Mütter verlassen ihre Kinder und Menschen trampeln andere zu Tode, um selbst zu überleben. In solchen Fällen überwältigt der Selbsterhaltungstrieb alle anderen Erwägungen. Wird diese Panik über die Maßen groß und ist das Individuum nicht in der Lage, etwas dagegen zu unternehmen, so kommt der Körper schließlich an einen Punkt, an dem es nicht mehr weitergeht: er fällt in Ohnmacht. Angst kann zwar eine Ohnmacht auslösen, aber nicht jede Ohnmacht kann auf Angst zurückgeführt werden. Man vermutet, daß Körper und Geist sich der unerträglichen Angst entziehen, indem das Bewußtsein vorübergehend ausgeschaltet wird – eben durch eine Ohnmacht.

Im allgemeinen wird Panik dann als etwas Normales betrachtet, wenn es dafür einen ausreichenden Grund gibt. Man hat sich z. B. in einem Wald verirrt und der Waldbrand kommt immer näher. Die Seilbahnkabine hängt nur noch an einem dünnen Draht, der zu zerreißen droht. Man verliert auf einer steilen Bergstraße die Kontrolle über das Auto, weil die Bremsen ausgefallen sind. All diese Situationen sind Beispiele für äußerst reale Bedrohungen des Lebens, ohne daß das Opfer in der Lage wäre, irgend etwas dagegen zu tun. Dem Wunsch, am Leben zu bleiben, folgt der prompte, allerdings hoffnungslose Versuch, zu entkommen.

■ Panik ist also keineswegs pathologisch, sofern sie in einer tatsächlich gefährlichen Situation entsteht.

In der Regel handelt es sich dabei um ein lebensbedrohliches Ereignis.

Panikattacken jedoch, die beispielsweise beim Anstehen im Supermarkt, im Wartezimmer eines Arztes oder während einer Busfahrt entstehen, unterscheiden sich von einer solchen »normalen« Panik. Sie sind Ausdruck extremer Angst und werden in aller Regel durch nicht lebensbedrohliche Umstände ausgelöst.

■ Panikattacken dieser Art sind daher als pathologische, überschießende Reaktionen auf eine bestimmte Situation zu definieren.

Die *Symptome* einer Panikattacke entsprechen exakt der Körperreaktion auf Angst, das heißt der Vorbereitung von Kampf oder Fluchtverhalten: erhöhter Pulsschlag und gesteigerte Adrenalinproduktion. Hält dieser Zustand über längere Zeit an, wird der Körper zunehmend erschöpft und seine Kräfte beginnen nachzulassen. Der Betroffene bewegt sich dann am Rande einer Ohnmacht. Er sieht seine Umgebung nur noch verschwommen, Ohrgeräusche und Schweißausbrüche gesellen sich hinzu. Nur wenige Menschen, die unter Panikattacken leiden, verlieren tatsächlich das Bewußtsein. Manche leiden unter anderen Symptomen wie Übelkeit oder Durchfall. Beides sind übliche Reaktionen auf Angst, werden jedoch in Situationen hervorgerufen, die normalerweise als nicht besonders angstauslösend erachtet werden.

≡ Wie viele Menschen leiden unter Panikattacken?

Da Panikattacken sowohl in ihrem Schweregrad als auch in ihrer Häufigkeit variieren, läßt sich die Anzahl der Personen, die darunter leiden, nicht genau abschätzen. In Statistiken tauchen nur die Patienten auf, deren Panikattacken ein Ausmaß erreicht haben, das sie ärztliche Behandlung aufsuchen ließ. Zahllos sind die Erfahrungen mit Situationen, die ebenfalls Angst auslösen können, die aber mit der Zeit von selbst verschwindet, wie zum Beispiel nach der Geburt eines Kindes. Personen mit Platzangst sind eine andere große Gruppe, die unter Panikattacken leiden. Sie machen etwa ein bis zwei Prozent der Bevölkerung aus. Andere mit sogenannten sozialen Phobien leiden ebenfalls unter Panikattacken. In Teil III ab S. 129 wird beschrieben, in welcher Art und Weise diese Menschen betroffen sind.

Vorsichtig geschätzt, leiden etwa drei Prozent der Bevölkerung unter Panikattacken.

Falls Sie also zu denen gehören, die bis jetzt Angst hatten, mit jemandem über Ihr Problem zu sprechen, weil Sie sich für einen Einzelfall hielten, so seien Sie gewiß, daß dies nicht stimmt. Vermutlich gibt es in der gleichen Straße oder an Ihrem Arbeitsplatz Personen, die ebenfalls unter Panikattacken leiden, jedoch nicht darüber sprechen, weil auch sie in der Angst leben, ein Einzelfall zu sein.

Panikattacken werden also offensichtlich durch Furcht ausgelöst. Somit gilt es, die Frage zu klären, wodurch diese Furcht erzeugt wird.

Die verschiedenen Formen von Panikattacken

Handelt es sich bereits um eine Panikattacke, wenn Sie sich vor einem Vogel fürchten, der sich in Ihr Wohnzimmer verirrt hat, oder vor einer Spinne, die Sie in Ihrem Badezimmer entdecken? Häufig zeigen Menschen, die sich davor fürchten, ähnliche Symptome, wie sie als Panikattacken im vorherigen Kapitel beschrieben worden sind. Es gibt jedoch einige sehr wichtige Unterschiede. Panikattacken sind das Ergebnis unspezifischer Angst, wohingegen die Furcht vor Vögeln oder vor Spinnen offensichtlich recht spezifisch ist. Zu den unspezifischen Formen der Angst zählen die Agoraphobie und die soziale Phobie.

Agoraphobie

Menschen, die unter einer Agoraphobie leiden, ängstigen sich typischerweise vor folgenden Auslösesituationen:

alleinsein
einkaufen (besonders in überfüllten Supermärkten)
Auftritte in der Öffentlichkeit
mit dem Bus fahren
mit der U-Bahn fahren

Das Wort »Agoraphobie« stammt ursprünglich aus dem Griechischen und bedeutet wörtlich übersetzt »Angst vor Versammlungen oder öffentlichen Plätzen«. Tatsächlich aber haben die Betroffenen keine Angst vor dem öffentlichen Platz selbst, sondern davor, in der Öffentlichkeit eine Panikattacke zu erleiden und dadurch die Aufmerksamkeit der Umgebung auf sich zu lenken.

Soziale Phobie

Menschen, die unter sozialen Phobien leiden, haben Angst, fremde Leute oder Freunde zu treffen. Sie fürchten das Gespräch mit anderen, da sie sich selbst für uninteressant und dumm halten. Häufig flüchten sie sich in schweren Alkoholmißbrauch.

Agoraphobie und soziale Phobie werden häufig als unspezifische Phobien bezeichnet, weil es in den Augen des Beobachters, aber häufig auch des Betroffenen selbst so erscheint, als gäbe es weder einen besonderen Auslösegegenstand noch sonst einen wirklichen Grund, Angst zu empfinden. Die Umstände, die diese Angst dann verstärken, variieren von Person zu Person und können sogar bei ein und derselben Person je nach Situation und Zeitpunkt unterschiedlich ausfallen. Agoraphobie und soziale Phobie werden wir im nächsten Kapitel anhand einiger typischer Beispiele besprechen.

≡ Spezifische Phobien

Im Gegensatz zu den genannten Phobien handelt es sich dabei um die konstante Furcht vor einem bestimmten Objekt. Diese Phobien werden spezifisch genannt, weil sich ihre Auslöseursache leicht identifizieren läßt. Objekte solcher spezifischer Phobien sind beispielsweise Spinnen, Schlangen, Vögel, Hunde, Donner oder Injektionen. Spezifische Phobien unterscheiden sich von den nichtspezifischen in vielerlei Hinsicht.

Spezifische Phobien sind konstant. Personen, die sich vor Spinnen fürchten, werden stets Angst haben, wenn sie mit einer Spinne konfrontiert werden. Diese Angst verläuft ähnlich wie bei einer Panikattacke, unterscheidet sich davon jedoch in zwei wesentlichen Punkten: Die Angst ist im Falle einer spezifischen Phobie das direkte Ergebnis der Anwesenheit eines angstauslösenden Objektes und sie wird verschwinden, sobald entweder das Objekt selbst verschwindet oder aber der Betroffene ihm entkommt. Bei Panikattacken hingegen entsteht die Angst aus Angst vor der Angst, nicht wegen eines entfernbaren Objektes. Da die Angst innerlich ausgelöst wird, kann sich der Betroffene von der Ursache seiner Angst nicht einfach entfernen wie bei einer spezifischen Phobie.

Unspezifische Phobien hingegen verlaufen nicht konstant. Der Betroffene kann in einer vorgegebenen Situation, aber auch bei jeder anderen Gelegenheit, eine Panikattacke erleiden. Teilweise hängt dies damit zusammen, wie ängstlich die Person schon vorher war. Entscheidend aber ist, ob an die Möglichkeit einer Panikattacke gedacht wird. Dieser Punkt ist von besonderer Bedeutung!

Eine Panikattacke kann nicht einsetzen, solange nicht der Betroffene selbst, bewußt oder unbewußt, den Keim der Furcht legt und somit den Gedanken entwickelt, daß eine Panikattacke eventuell entstehen könnte.

Ist daher jemand in seiner Aufmerksamkeit ganz von den Dingen um sich herum in Anspruch genommen, ist er sorglos und hat wenig Hintergrundsangst, dann mag bei ihm der Gedanke an eine Panikattacke überhaupt nicht auftreten. Dadurch wird auch die Möglichkeit einer Attacke ausgeschlossen. Bei einer spezifischen Phobie hingegen, wie beispielsweise der Angst vor Spinnen, wird der Betroffene in jedem Fall Angst empfinden, sobald er eine Spinne bemerkt. Völlig unabhängig davon, wie sehr ihn die äußeren Umstände gerade in Anspruch nehmen.

▬ Behandlung

Die leicht zu identifizierende Quelle der Furcht und die Konstanz, mit der sie auftritt, machen spezifische Phobien leicht behandelbar. Dies geschieht mittels der sog. Desensibilisierung. Der Betroffene wird allmählich immer mehr der angstauslösenden Ursache ausgesetzt; gleichzeitig wird ihm beigebracht, dabei entspannt zu bleiben. Diese Behandlung basiert auf der Tatsache, daß Entspannung und Furcht zwei unvereinbare Reaktionen unseres Körpers sind. Sobald man es gelernt hat, sich in angstauslösenden Situationen zu entspannen, hat man es auch geschafft, diese Angst zu überwinden.

Diese Form der Behandlung bei spezifischen Phobien hat sich als äußerst erfolgreich herausgestellt, erweist sich aber als erfolglos in der Behandlung unspezifischer Phobien. Spezifische Phobien können auch mit Methoden behandelt werden, wie sie für die Therapie von Panikattacken etwas später in diesem Buch beschrieben werden. Diese Methoden sind jedoch vielschichtig und im allgemeinen zu zeitaufwendig für einfache Störungen von der Art spezifischer Phobien.

Viele Betroffene, die unter spezifischen Phobien leiden, suchen keine Behandlung auf. Dies mag daran liegen, daß der Betroffene sich zwar fürchtet, beispielsweise vor Spinnen, der Ursache seiner Furcht jedoch zu selten ausgesetzt wird, als daß er eine Behandlung für notwendig hielte. Es handelt sich dann um eine Phobie, mit der der Betroffene leben kann. Üblicherweise suchen Personen, die an spezifischen Phobien leiden, nur dann professionelle Hilfe, wenn diese Phobie massiv in ihren Lebensalltag eingreift. So wird beispielsweise jemand, der sich vor Hunden fürchtet, erst dann Hilfe aufsuchen, wenn der neue Nachbar einen großen, frei herumlaufenden Hund besitzt und der Betroffene vor lauter Angst sich nicht mehr aus seinem Haus traut.

≡ Zu welcher Gruppe gehören Sie?

Ist die Quelle Ihrer Furcht identifizierbar und liegt außerhalb Ihres Körpers und verschwindet die Angst, sobald diese Quelle beseitigt wird, dann leiden Sie unter einer spezifischen Phobie. Falls Sie sich jedoch davor fürchten, in der Öffentlichkeit das Bewußtsein zu verlieren und dadurch die Aufmerksamkeit Ihrer Umgebung auf sich zu lenken, dann leiden Sie unter Panikattacken, die innerlich verursacht werden durch Ihr eigenes ängstliches Denken:»Was geschieht, wenn es geschieht?«

Manchmal verbirgt sich eine nichtspezifische Phobie hinter einer spezifischen. Man glaubt beispielsweise, man fürchte sich vor Bussen. Die große Mehrzahl jener Leute jedoch, die glauben, sich vor Bussen zu fürchten, haben in Wirklichkeit Angst vor dem Gedanken, sie könnten in einem Bus eine Panikattacke erleiden. Das gilt auch für Menschen, die sich davor fürchten, in den Supermarkt oder ins Kino zu gehen oder auswärts zu essen. Die wesentlichen Unterschiede zwischen spezifischen Phobien und Panikattacken zeigt die Tabelle auf S. 24.

Die Angst vor einer Panikattacke erzeugt Angst. Das ist der Grund, warum manche Menschen mitunter in ihren eigenen vier Wänden von Panikattacken befallen werden. Warum dies geschieht, ist sowohl für die Betroffenen als auch für Außenstehende schwer verständlich. Warum fürchten sich Leute in ihren eigenen vier Wänden, nachdem sie lange Zeit ihres Lebens darin furchtlos verbracht haben?

Die Panikattacken vieler Menschen sind, wie bei ROGER im Kapitel ›Die ersten Schritte auf dem Weg zur Besserung‹, S. 77, darauf zurückzuführen, daß sie sich von ihren unbewältigten Konflikten mit anderen Familienangehörigen unter Druck gesetzt fühlen. Gewöhnlich jedoch stellt sich eine Panikattacke zuhause nur ein, wenn bereits die Hintergrundsangst sehr groß ist. Dieses Konzept der Hintergrundsangst wird ab S. 38 erläutert.

Manche Menschen, die unter Panikattacken leiden, fühlen sich in vertrauter Begleitung zusammen mit dem Ehemann, der Ehefrau oder einem nahestehenden Freund erheblich besser. Ohne sich über die Wirkungsweise exakt bewußt zu sein, sind diese Vertrauten in der Lage, eine Panikattacke zu durchbrechen, indem sie die Aufmerksamkeit des Betroffenen von den Symptomen ablenken und ihm Sicherheit und Beistand anbieten. (Die Panikspirale und ihre Wirkungsweise werden im Kapitel ›Von einer Attacke zur nächsten‹ ab S. 34 näher beschrieben.) SUSAN beispielsweise, auf deren Fall auf S. 42 näher eingegangen wird, hatte Angst, eine Panikattacke könnte sie während ihres Alleinseins zuhause überraschen.

Wenn diese Furcht sie zu überwältigen drohte, wandte sie sich an ihren Nachbarn, einen guten Freund, dessen Anwesenheit ihre Aufmerksamkeit von der Angst ablenkte, so daß die Panik verschwand.

MARTIN, der auf den S. 33 f. beschrieben wird, zeigt die bemerkenswerte Einsicht eines Betroffenen in die Ursachen seiner häuslichen Panikattacken, obwohl dieser Typus von Panikattacken im allgemeinen mehr bei Frauen anzutreffen ist.

Unterschiede zwischen spezifischen Phobien und Panikattacken

Spezifische Phobien	Panikattacken
Die Quelle der Angst ist identifizierbar und liegt außerhalb der betroffenen Person.	Die Quelle der Angst liegt in der betroffenen Person und wird verstärkt durch Angst vor der Angst.
Die Angst ist immer und überall auslösbar durch das mit Angst besetzte Objekt.	Die Angst tritt nicht konstant auf, sondern abhängig von Begleitumständen.
Die Betroffenen wissen genau, wovor sie sich fürchten, d. h. ihre Furcht ist vorhersagbar.	Die Betroffenen wissen am Anfang nicht, warum sie Panik empfinden, d. h. ihre Angst ist unvorhersagbar.
Das Verhalten kann bereits im Kindesalter erlernt werden.	Das Verhalten ist nicht am Modell erlernt.
Einfache Behandlung durch Desensibilisierung.	Durch Desensibilisierung nicht erfolgreich behandelbar.

Wie Panikattacken beginnen

Die erste Panikattacke bestimmt den Ablauf aller nachfolgenden. Zur Erläuterung werde ich die Beispiele von drei Patienten schildern, die ich selbst behandelt habe. Sie zeigen unterschiedliche Formen von Panikattacken, wobei jedoch der dritte Typ der weitaus häufigste ist.

Praktisches Beispiel: Im Bus

JOHN fuhr nach einem Urlaubstag am Strand mit dem Bus nach Hause. Während der 17 Meilen langen Fahrt verspürte er plötzlich ein flaues Gefühl in der Magengegend, das ihn zwang, rasch eine Toilette aufzusuchen. Widerstrebend bat er den Busfahrer, am nächsten Gasthaus anzu-halten, aus Angst, er könne im Bus in eine für ihn peinliche Situation geraten. JOHN führte diesen Vorfall darauf zurück, daß er am Strand irgend etwas Unverträgliches gegessen habe. Die Peinlichkeit, einen Bus voller Leute aufgehalten zu haben, während er selbst dringend die Toilette aufsu-chen mußte, setzte sich jedoch in seinem Gedächtnis fest, ohne daß er etwas dagegen unternehmen konnte.

Nach diesem Vorfall stellte sich bei JOHN, wann immer er einen Bus bestieg, der Wunsch ein, eine Toilette aufzusuchen, sogar bei kurzen Bus-fahrten. Konsequenterweise begann er, Busfahrten zu vermeiden. Da er kein Auto besaß und auch sonst über keine Transportmöglichkeiten ver-fügte, schränkte dies sein Leben von nun an erheblich ein.

Praktisches Beispiel: Im Verkehrsstau

JILLS Angst vor langen Reisen entstand aus der Sorge, sich in aller Öffentlichkeit erbrechen zu müssen. Sie hatte ihre erste Panikattacke eben-falls auf einer Reise erlitten. Zusammen mit ihrem Ehemann und ihren beiden Kindern war sie im Auto unterwegs zu einem Camping-Urlaub an der Küste. Auf dieser Fahrt gerieten sie in einen langen Verkehrsstau, es war heiß und JILL wurde übel.

JILL fürchtete, sich übergeben zu müssen. Erinnerungen an ihre erste Schwangerschaft tauchten auf. Damals hatte sie erheblich unter mor-gendlichem Erbrechen gelitten und lebte voller Furcht, sich in der Öffent-lichkeit übergeben zu müssen. Im weiteren Verlauf der Schwangerschaft verschwand die morgendliche Übelkeit und damit auch ihre Furcht davor. Das Problem tauchte bei der zweiten Schwangerschaft erneut auf, diesmal aber sehr viel heftiger. Sie verbrachte fast die gesamte Zeit bis zur Geburt zuhause, aus Angst, sich plötzlich in aller Öffentlichkeit übergeben zu müs-sen. Die Furcht verschwand auch diesmal mit der Geburt des Kindes.

Die ersten beiden Male glaubte JILL, ihre Furcht, sich erbrechen zu müssen, sei Folge der Schwangerschaft. Sie glaubte, die Symptome würden verschwinden, sobald die Kinder geboren seien, was auch tatsächlich beide Male der Fall war. Dennoch behielt sie eine abnorme Furcht vor dem Erbre-chen zurück, die es ihr selbst dann nicht erlaubte, sich übel zu fühlen, wenn sie tatsächlich krank war und Erbrechen ihr Erleichterung verschafft hätte.

Daß sich diese Übelkeit nun erneut und mitten in einem Verkehrs-stau einstellte, war für JILL eine höchst erschreckende Situation. Sie hatte hier keinerlei Möglichkeit, in ein Badezimmer zu flüchten. JILL fühlte sich wie in einer Falle und geriet in Panik. Sie kämpfte gegen das Gefühl der Übelkeit an, aber ihr Herz raste dabei und ihre Hände fühlten sich klamm an. Sie öffnete eine Flasche und nahm einen Schluck Wasser zu sich. Das Wasser war kühl und sie entspannte sich ein wenig. Sie merkte, wie sie sich langsam besser fühlte und führte diese Besserung auf die unmittelbare Wirkung des Wassers zurück.

Seit dieser Zeit widerstrebte es JILL, lange Reisen im Auto zu unternehmen. Wenn sich eine Fahrt absolut nicht vermeiden ließ, nahm sie etwas Wasser mit sich, im Glauben, damit ihre Übelkeit bekämpfen zu können. JILL und ihre Familie liebten es, mit Freunden zusammen in den Camping-Urlaub zu fahren. JILL's Angst vor langen Autofahrten bedeutete daher einen erheblichen Einschnitt in das Leben der Familie.

Praktisches Beispiel: An der Bushaltestelle

ANNE hatte Angst davor, in der Öffentlichkeit das Bewußtsein zu verlieren.

Eines Tages fühlte sich ANNE schwach, als sie zuhause an einer Bushaltestelle wartete. Es war ein heißer Tag, und ihr wurde übel. Anstatt in den Bus einzusteigen, kehrte sie um und ging nach Hause. Am darauffolgenden Sonntag hatte sie während einer Messe das Gefühl, ohnmächtig zu werden, so daß sie die Kirche verlassen mußte. Seit dieser Zeit überfällt ANNE das Gefühl, ohnmächtig zu werden, nicht nur an Bushaltestellen und in der Kirche, sondern auch bei vielen anderen Gelegenheiten in der Öffentlichkeit, so z. B. in Restaurants.

ANNE führte etwa ein Jahr lang ein sehr zurückgezogenes Leben, dann ging es ihr allmählich besser. Obwohl ihre Panikattacken immer wieder auftraten, geschah dies nun nicht mehr jedes Mal, wenn sie ausging. So richtig sicher aber fühlte sie sich nur in Begleitung einer anderen Person, so daß sie ihr Haus nur noch selten alleine verließ.

Die Erfahrungen von JOHN, JILL und ANNE sind Beispiele dafür, wie Panikattacken beginnen können. Interessanterweise hatte jeder der Betroffenen Angst, in jene Situation zurückzukehren, in der die erste Panikattacke aufgetreten war – selbst dann, wenn sie sich dieses Auftreten erklären konnten. JOHN brachte seinen Durchfall in Verbindung mit einer Magenverstimmung. JILL's Angst vor dem Erbrechen war eine Folge ihrer Schwangerschaft. ANNE glaubte sich bereits unwohl, bevor sie zur Bushaltestelle ging, das lange Warten dort verstärkte lediglich ihre Symptome. Trotz dieses Wissens erlitten alle drei auch weiterhin Panikattacken in derselben Situation, konnten dann allerdings keine körperlichen Entschuldigungen mehr vorbringen wie bei ihrer ersten Attacke. Alle weiteren Attacken verstärkten ihre Furcht noch, zumal sie keine vernünftige Erklärung dafür finden konnten. Statt dessen fürchteten sie sich immer mehr vor den Angstanfällen, da diese plötzlich auftraten und ihnen unvorhersehbar erschienen.

Auf diese Weise kamen alle drei zu dem Glauben, daß ihre Panikattacken ohne Vorwarnung einsetzten, grundlos und für sie selbst unkontrollierbar. Das einzige, was sie darüber sagen konnten, war, daß diese Attacken bevorzugt in bestimmten Situationen auftraten, sie sich vor diesen Situationen fürchteten und sie daher so gut es ging vermeiden wollten.

Ich habe beschrieben, wie JOHN, JILL und ANNE den Beginn ihrer Panikattacken erlebten. Auf die wirklichen Hintergründe ihrer Panikattacken werden wir später eingehen.

≡ Panikattacken verändern das Leben

Viele Betroffene führen ein sehr zurückgezogenes Leben, weil sie allen Situationen aus dem Weg gehen möchten, die eine Panikattacke auslösen könnten. Viele, wie ANNE zum Beispiel, haben Angst, alleine zuhause zu bleiben und werden dann als Agoraphobiker abgestempelt.

Es sieht so aus, als ob Agoraphobie und Panikattacken untrennbar miteinander verbunden seien. Ich selbst habe noch nie einen Patienten getroffen, der unter Agoraphobie litt und von Panikattacken verschont geblieben wäre. Es mag jedoch sein, daß Agoraphobiker über Jahre hinweg von Panikattacken verschont bleiben, wenn sie die speziellen Auslösesituationen einfach vermeiden.

In anderen Fällen treten Panikattacken zusammen mit sog. sozialen Phobien auf. Betroffen sind Menschen, die sich aus den verschiedensten Gründen in der Gesellschaft anderer, manchmal sogar unter guten Freunden, unwohl fühlen. Sie vermeiden dann solche Treffen aus Angst, sich falsch zu verhalten. Die Angst, unfähig zu sein, an der Unterhaltung teilzunehmen, etwas Dummes zu sagen oder sich gar zu blamieren, verwandelt sich bei ihnen in Panik.

Panikattacken bei Kindern

Vielleicht sind Sie nicht erst im Erwachsenenalter von Panikattacken befallen worden. Manchmal findet man bei Kindern dieselben Symptome. Häufig setzen bei ihnen die Panikattacken im Zusammenhang mit der Schule ein, wie das beispielsweise bei mir der Fall war.

Praktisches Beispiel: In der Schule

Als ich etwa zehn Jahre alt war, erlitt ich eines Morgens bei einer Schulversammlung einen Schwächeanfall. Es war ein heißer Tag. Wir standen im Freien, die Schulleiterin forderte uns gerade auf, für eine unserer Mitschülerinnen, die sich an diesem Tage einer Augenoperation unterziehen mußte, zu beten, als mir schlecht wurde. Es wurde mit schwarz vor den Augen und meine Ohren dröhnten, als ich mich mit dem Gefühl einer drohenden Ohnmacht aus der Versammlung heraustastete. Etwas abseits setzte ich mich hin, legte den Kopf auf die Knie und fühlte mich bald besser. Alle Lehrer verhielten sich sehr freundlich zu mir.

Als ich am nächsten Tag wieder in einer Gruppe stand, bekam ich plötzlich Angst, das Geschehen könne sich wiederholen. Und tatsächlich – es wiederholte sich. Ich nahm daraufhin für einige Tage am Unterricht nicht teil mit der Entschuldigung, ich sei krank. In Wahrheit aber war es die Angst, dieser Vorfall könnte sich wiederholen. Nach meiner Rückkehr in die Schule traten die Symptome von Zeit zu Zeit wieder auf. Mein Widerstand gegen die Schule aber nahm mit jedem Mal zu.

Die Lehrer begannen, mich der Böswilligkeit zu beschuldigen und wurden mit jeder meiner Panikattacken unfreundlicher. Meine Betroffenheit über die Reaktion der Lehrer verstärkte meine Angst und machte weitere Panikattacken nur noch wahrscheinlicher. Schließlich waren meine Eltern sogar gezwungen, für mich die Erlaubnis zu erbitten, bei Schulversammlungen allein im Klassenzimmer zurückbleiben zu dürfen. Dies wurde nur widerstrebend gewährt.

Das Verhalten, das ich zeigte, wird häufig als Schulphobie bezeichnet. Zum Erscheinungsbild gehört zwar die Angst des Kindes vor der Schule, tatsächlich aber bezieht sich diese Angst nicht auf die Schule selbst, sondern auf die Möglichkeit, dort eine Panikattacke zu erleiden, und auf das Verhalten der Lehrer in einem solchen Fall.

Agoraphobie und soziale Phobien werden fälschlicherweise häufig als die Ursache von Panikattacken diagnostiziert. Wovor sich der Betroffene aber wirklich fürchtet, ist die Gefahr, sich lächerlich zu machen. Es widerstrebt ihm immer mehr, sich an jenen Ort oder in ähnliche Situationen zu begeben, an denen er bereits einmal eine Panikattacke erlitten hat.

Viele Betroffene, vermutlich die Mehrheit, glauben, daß ihre Panikattacken plötzlich und unvorhersehbar auftreten. Sie sind sich der Tatsache nicht bewußt, daß sie selbst eine solche Attacke sowohl auslösen als auch wieder stoppen können. Um Kontrolle über die eigene Angst zu gewinnen, muß man jedoch verstehen, wann sie auftritt und warum.

≡ Wie sich Panikattacken entwickeln

Die allererste Panikattacke tritt im allgemeinen als Schwächeanfall, Übelkeit oder Durchfall auf und scheint meist unmittelbar mit einer körperlichen Ursache verbunden zu sein. Darüber hinaus jedoch macht der Betroffene die Erfahrung öffentlicher Blamage und Erniedrigung. Nach dieser Attacke fühlen sich die Betroffenen peinlich berührt, unwohl, erschüttert oder gar verwirrt, und sie entwickeln die Angst, daß so etwas wieder geschehen könnte. Sie fühlen sich »verwundbar«: Da sie die Ursache für die Panikattacke nicht kennen, gelingt es ihnen auch nicht, Methoden zu ihrer Vermeidung herauszufinden. Somit reden sie sich ein, es habe sich vermutlich um einen einmaligen Vorfall gehandelt. Alles scheint gut, bis sie sich in einer Situation wiederfinden, in der die erste Attacke auftrat.

Um dies näher zu erklären, möchte ich noch einmal auf ANNE eingehen.

≡ Praktisches Beispiel: So entsteht Angst

ANNE erlitt ihre erste Panikattacke, wie bereits berichtet, an einer Bushaltestelle. Als sie das nächste Mal an einer Bushaltestelle stand, erinnerte sie sich plötzlich an die Dinge, die geschehen waren, und fühlte sich ängstlich. Wie wir bereits herausgefunden haben, sind erhöhter Pulsschlag und kalter Schweiß die ersten Körperreaktionen bei Angst. Als diese Symptome einsetzten, war ANNE davon überzeugt, daß eine Panikattacke im Anzug war.

Es ist wichtig zu wissen, daß die ersten Symptome einer Panikattacke dieselben sind wie bei normaler Angst. Sobald ANNE aufgrund ihrer

Symptome überzeugt war, daß eine neue Panikattacke im Anzug war, erhöhte dies ihre Angst noch. Die verstärkte Angst wiederum verstärkte die Symptome, bis ANNE schließlich an den Rand einer Ohnmacht geriet. Dieses Stadium war sehr schnell erreicht, und ANNE machte sich sofort auf den Weg nach Hause.

Jedesmal, wenn sie sich auf den Weg nach Hause machte, fühlte sie sich besser, war sie doch dadurch den aufmerksamen Blicken ihrer Umgebung entkommen, so daß sie sich nun nicht mehr blamieren konnte. Waren ihre Befürchtungen vor den Folgen einer Panikattacke erst einmal beseitigt, ließ auch ihre Angst nach und mit ihr die Körpersymptome. Nach dieser Erfahrung vermied ANNE Bushaltestellen, weil sie glaubte, daß Bushaltestellen Panikattacken bei ihr auslösten.

In Wirklichkeit war dies natürlich nicht der Fall. Die Situation selbst erzeugte keine Panikattacke. Der wirkliche Grund war ANNES Furcht vor einer Panikattacke. Aber warum glaubte ANNE, daß sich bei ihr eine Panikattacke überhaupt einstellen könnte? Sie orientierte sich an ihren Erfahrungen, die einen vermeintlichen eindeutigen Zusammenhang herstellten zwischen Bushaltestelle und Panikattacke.

Ihre Angst entstand etwa folgendermaßen:

- ANNE dachte: »Letztes Mal, als ich hier war, wurde ich beinahe ohnmächtig. Es war schrecklich. Hoffentlich passiert es diesmal nicht wieder.«
- Dieser Gedanke bereitete ihr Angst.
- Ihr Körper beantwortete diese Angst mit einem beschleunigten Puls.
- Sobald ANNE diese Reaktion ihres Körpers bemerkte, dachte sie: »Mein Gott, jetzt beginnt es. Es wird wieder passieren.«
- Der Glaube, daß eine erneute Ohnmacht im Anzug sei, verstärkte ihre Angst und damit wiederum die Angstsymptome ihres Körpers.

Folgende Erfahrungen von JOHN, JILL und ANNE können wir festhalten:

- ■ JOHN hatte Angst vor Busreisen, weil er dort keine Toilette aufsuchen konnte. Bezeichnenderweise hatte er hingegen vor Zugreisen keine Angst, weil in Zügen Toiletten vorhanden sind. Er fürchtete sich vor Durchfall unter für ihn peinlichen Umständen, d.h., er hatte Angst vor einer Panikattacke.
- ■ JILL hatte Angst davor, sich übergeben zu müssen. Es wurde ihr übel, sobald sie sich in einem engen Raum aufhielt. Sie hatte Angst vor einer Panikattacke.

■ ANNE hatte Angst davor, in der Öffentlichkeit die Kontrolle über sich zu verlieren und dadurch die Aufmerksamkeit anderer zu erregen. Ihre Panikattacken begannen mit dem Gefühl einer drohenden Ohnmacht. Auch sie hatte Angst vor einer Panikattacke.

Diese Beispiele zeigen, daß die Panikattacken direktes Ergebnis der Gedanken sind, die sich die Betroffenen selbst über ihre Angst und deren Folgen machen. Dies bedeutet aber, daß diese Attacken in dem Moment kontrollierbar werden, in dem der Gedanke an sie vermieden oder die Furcht vor einer Panikattacke beseitigt wird. Wie dies geschehen kann, werden wir im zweiten Teil dieses Buches besprechen.

Von einer Attacke zur nächsten

Jeder, der unter schweren Panikattacken leidet, weiß, daß die Anzahl der Auslöser mit der Zeit allmählich zunimmt. Um zu erklären, warum dies so ist, soll uns ANNE noch einmal als Beispiel dienen.

═══ Praktisches Beispiel: Zunahme der Auslösesituationen

An einer Bushaltestelle hatte ANNE zum ersten Mal Angst vor einer Ohnmacht. Wann immer sie nun später ebenfalls an einer Bushaltestelle stand, dachte sie an jenen Vorfall zurück und an die Peinlichkeit, die es bedeutet hätte, tatsächlich in aller Öffentlichkeit ohnmächtig zu werden. Bald aber tauchte die Angst auch bei anderen Gelegenheiten auf, in Situationen, die der ursprünglichen Auslösesituation »Bushaltestelle« ähnelten, beispielsweise, wenn sie im Supermarkt an der Kasse Schlange stand und ihre Gedanken ängstlich um die Gefahr einer möglichen Attacke kreisten. Nach einer ersten Panikattacke in dieser neuen Situation würde sich ANNE in Zukunft nicht nur vor Bushaltestellen, sondern auch vor Warteschlangen in Supermärkten fürchten.

Viele andere Faktoren können ebenfalls die Erinnerung an eine Attacke auslösen. ANNE trug bei ihrer ersten Attacke eine blaue Strickjacke. Als sie dieses Kleidungsstück bei einer anderen Gelegenheit trug, erinnerte es sie an ihre erste Attacke an der Bushaltestelle. Von da an hatte ihre blaue Strickjacke ebenfalls die Macht, eine Panikattacke auszulösen.

Auf diese Weise kann die Anzahl der Faktoren, Orte und Situationen, die bei dem Betroffenen Angst auslösen können, immer mehr zunehmen. Schließlich kommt es zur sog. *generalisierten Angst*. Menschen mit einer Agoraphobie beispielsweise leiden häufig darunter, so daß sie sich vor fast allen Situationen außerhalb ihrer Wohnung fürchten.

═══ Möglichkeiten der Vermeidung

Mitunter gelingt es durch bestimmte Rahmenbedingungen, eine an sich panikauslösende Situation dennoch angstfrei durchzustehen. Einigen gelingt dies, indem sie sich von einem nahestehenden Menschen begleiten lassen, gewöhnlich vom Ehemann oder der Ehefrau oder aber von einem anderen Familienmitglied. Unterhaltung und beruhigende Anwesenheit des Begleiters lenken die Gefahren des Betroffenen von der Gefahr einer Attacke ab, so daß die Angst davor erst gar nicht entsteht.

Ein anderer Grund, warum die Anwesenheit eines Freundes so hilfreich sein kann, ist das Bewußtsein, sich bei einer Panikattacke nicht blamieren zu müssen, gibt es doch jemand, der sich in diesem Falle um einen kümmern würde. Dadurch bleibt die Angst vor den Folgen aus und damit auch die Attacke selbst.

Nachdem sie eine solche angstauslösende Situation erfolgreich durchgestanden haben, werden viele Betroffene zu dem Gedanken verleitet, alles sei in Ordnung, wenn nur jemand bei ihnen sei. Bei Leuten, die unter Panikattacken leiden, insbesondere bei Agoraphobikern, kommt es daher häufig vor, daß sie ihr Haus verlassen können, vorausgesetzt, sie werden von jemandem begleitet.

Andere Betroffene verlassen sich auf bestimmte Requisiten, um sich gegen eine Attacke zu schützen. JILL ist ein Beispiel dafür. Weil es beim ersten Mal half, glaubte sie, mittels eines Schluckes Wasser ihre Panikattacke stoppen zu können und war daher der Meinung, sie könne eine Panikattacke vermeiden, wenn sie Wasser bei sich habe. Dieser Glaube genügte, um einen Großteil der Angst zu beseitigen, so daß eine Attacke für sie weniger wahrscheinlich wurde.

Obwohl JILL an das Wasser als ein Heilmittel für ihre Panikattacken glaubte, war Wasser selbstverständlich kein wirkliches Gegenmittel. Die Effektivität einer solchen Maßnahme liegt allein im Glauben des Betroffenen an die Wirksamkeit der Methode. Der Betroffene weiß nicht, wie diese Hilfe im einzelnen vor sich geht, er weiß nur, daß es funktioniert. Es ist daher nicht verwunderlich, daß, wenn dieses Hilfsmittel einmal versagen sollte, der Betroffene verzweifelter ist als je zuvor. Ein junger Mann, den ich behandelte, ist dafür ein Beispiel.

Praktisches Beispiel: Hilfsmittel können versagen

Der zwanzig Jahre alte MARTIN war ein liebenswerter, humorvoller Mensch. Dies wurde deutlich aus der Art und Weise, wie er seine Geschichte erzählte.

Vor etwa vier Monaten befand er sich eines Tages zusammen mit anderen Studenten im Hause eines ihrer Lehrer. Sie diskutierten über ihre Prüfungen und tranken dabei Kaffee, als MARTIN's Hände plötzlich und ohne ersichtlichen Grund zu zittern begannen. Die Kaffeetasse klapperte auf dem Unterteller, so stark, daß er sie wegstellen mußte. Es war ihm sehr peinlich. Danach hatte MARTIN noch ein ähnliches Problem in einer Bar. Plötzlich und ohne erkennbaren Grund zitterten seine Hände, als er ein Glas anfaßte. Weil er glaubte, es hänge mit seinen Nerven zusammen, kaufte er sich einen Brandy. Er trank ihn aus, und das Zittern ließ nach. MARTIN glaubte nun, daß ein Schluck Brandy das wirksame Gegenmittel gegen das Zittern seiner Hände sei. Von nun an trug er stets eine kleine Flasche Brandy bei sich, wenn er ausging.

Alles ging gut für einige Wochen. Unglücklicherweise half das Gegenmittel eines Tages nicht. Das Zittern seiner Hände hielt an. MARTIN war verzweifelt. Er blieb einige Tage zuhause und dachte über seine Notlage nach. Er dachte auch daran, wegen seines, wie es ihm schien, lächerlichen Problems einen Arzt aufzusuchen, als ihm plötzlich der Gedanke kam, daß diese Attacken auch zuhause auftreten könnten. Zwar fühlte er sich dort sehr sicher und noch nie zuvor waren diese Attacken zuhause aufgetreten, aber dennoch begannen bei dem Gedanken seine Hände zu zittern. »Von dem Moment an wußte ich, daß ich Hilfe von außen bekommen mußte, ganz gleich, wie lächerlich mein Problem zu sein schien.«

MARTIN's Beispiel zeigt deutlich, daß all diese Hilfsmittel sehr unzuverlässig sind: Stellt sich bei dem Betroffenen nur der geringste Zweifel an ihrer Wirksamkeit ein, ist er verloren.

≡ Die Angstspirale

Wie bereits erwähnt, sind Panikattacken das Ergebnis von Angst oder Furcht. Die hohe Wahrscheinlichkeit, in einem engen Raum oder an einem öffentlichen Ort eine Panikattacke zu erleiden, löst diese Angst aus. Sie zeigt dann, wie wir gesehen haben, die gleichen Symptome wie die Panikattacke selbst. Diese frühen Symptome verstärken dann die Angst des Betroffenen, und die Angst wächst. Dieses Ablaufmuster wiederholt sich, bis es dem Betroffenen schließlich gelingt, der Situation zu entkommen und damit der Angst, sich öffentlich bloßzustellen. Diese Form des Ablaufs der sich verstärkenden Angst bezeichnet man als Angstspirale.

Die Betroffenen durchbrechen diese Spirale, sobald sie denken, ihre Panik sei unter Kontrolle. Die, die ein Gegenmittel wie z.B. JILL's Schluck aus der Wasser- oder MARTIN's Schluck aus der Brandy-Flasche benutzen, glauben fest daran, daß diese Hilfsmittel in der Lage sind, ihre Panik verschwinden zu lassen. Dadurch fühlen sie sich bereits weniger ängstlich, und die durch die Panikattacke ausgelösten Symptome verschwinden.

Dasselbe geschieht, wenn sich die Betroffenen vor den aufmerksamen Blicken ihrer Umgebung sicher fühlen und beispielsweise den Supermarkt oder einen von Leuten überfüllten Raum verlassen, um sich ins Auto zu setzen und nach Hause zu fahren. Sobald sie sich nicht mehr gefangen oder eingeengt fühlen, verschwindet auch die Angst, die Kontrolle über sich zu verlieren. Manchen sogar macht eine Panikattacke nichts aus, wenn sie dabei nur unbeobachtet bleiben.

Es gibt jedoch auch bestimmte Umstände, unter denen die Betroffenen allein in ihren eigenen vier Wänden in Panik geraten. Darüber werde ich noch schreiben.

Der Gedanke als Auslöser

Es ist jener flüchtige Gedanke: »Was passiert, wenn ich nun in Panik gerate?«, der die gesamte Angstspirale in Bewegung setzt. Dieser Gedanke kann so kurz sein, daß sich der Betroffene dessen gar nicht bewußt ist, bis er aufgefordert wird, einmal darauf zu achten; ohne diesen Gedanken jedoch würde diese Panik nicht ausgelöst. Leute, die unter Panikattacken leiden, lösen diese durch ihre eigenen Gedanken aus. Daher liegt auch die Kontrolle darüber vollständig bei ihnen selbst. Denken sie nicht daran, so stellt sich auch keine Panikattacke ein.

Das klingt in der Theorie sehr gut. In der Praxis jedoch ist jener Gedanke, der eine Panikattacke verstärkt, nur sehr schwer unter Kontrolle zu bringen, was die überwältigende Mehrheit der Betroffenen bestätigen kann. Wäre die Kontrolle von Panikattacken leicht, würde niemand, oder nur sehr wenige, unter ihnen leiden.

Die folgende Abbildung zeigt die einzelnen aufeinanderfolgenden Schritte einer Panikattacke. Bevor Sie sich mit Ihren eigenen Attacken beschäftigen, müssen Sie diese Reihenfolge vollkommen verstanden haben.

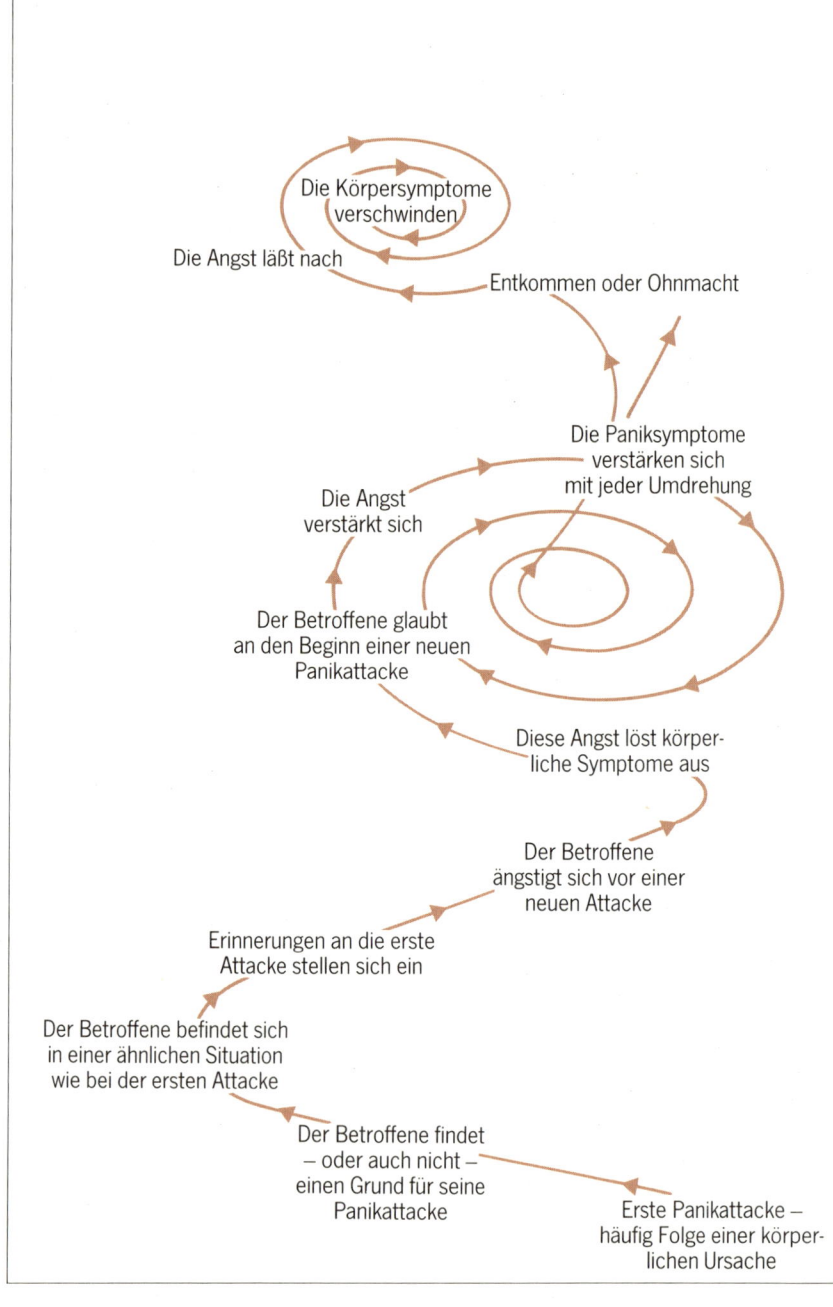

Die Körpersymptome verschwinden

Die Angst läßt nach

Entkommen oder Ohnmacht

Die Paniksymptome verstärken sich mit jeder Umdrehung

Die Angst verstärkt sich

Der Betroffene glaubt an den Beginn einer neuen Panikattacke

Diese Angst löst körperliche Symptome aus

Der Betroffene ängstigt sich vor einer neuen Attacke

Erinnerungen an die erste Attacke stellen sich ein

Der Betroffene befindet sich in einer ähnlichen Situation wie bei der ersten Attacke

Der Betroffene findet – oder auch nicht – einen Grund für seine Panikattacke

Erste Panikattacke – häufig Folge einer körperlichen Ursache

Die Angst und ihre Bedeutung für eine Panikattacke

Obwohl wir alle zu verschiedenen Zeiten und in unterschiedlichem Ausmaß Angst erfahren, leiden wir nicht alle unter Panikattacken. Die meisten Menschen, die darunter leiden, wüßten gern eine Antwort auf ihre Frage: »Warum ausgerechnet ich?«

Die Rolle der Angst beim Entstehen einer Panikattacke wurde bereits beschrieben. Es gibt jedoch verschiedene Arten von Angst, und es ist wichtig, zwischen ihnen zu unterscheiden, will man Panikattacken verstehen.

Angst als Charaktereigenschaft

Unsere Charakterzüge sind relativ beständige Merkmale, die uns von anderen Menschen unterscheiden. Sie können ererbt oder in früher Kindheit entwickelt worden sein und sind ein wesentlicher Bestandteil unserer Persönlichkeit.

Beschreibt man eine Person als geduldig, so meint man, daß diese Person auf bemerkenswerte Weise geduldiger sei als eine andere. Im allgemeinen beschreiben wir jemandes Persönlichkeit durch jene Charakterzüge, die ihn auszeichnen. Ein Charakterzug ist eine relativ beständige Persönlichkeitseigenschaft eines Individuums. Obwohl wir uns voneinander unterscheiden, neigen wir doch alle zu einem beständigen Verhalten. Dafür sind diese Charakterzüge unserer Persönlichkeit verantwortlich zu machen. Hören wir davon, daß sich jemand auffällig verhalten hat, so bedeutet dies gewöhnlich, daß sich der Betroffene nicht so verhalten hat, wie wir dies aufgrund seiner Charakterzüge erwarteten.

Die Neigung, relativ leicht ängstlich zu werden, ist dabei ebenso ein Charakterzug wie Geduld oder Ungeduld. Menschen mit dieser Charaktereigenschaft sind gegenüber Panikattacken wahrscheinlich anfälliger, obwohl es dafür bis heute noch keinen sicheren Beweis gibt. Jene Menschen, die unter Panikattacken leiden, scheinen bestimmte Charakterzüge und Neigungen gemeinsam zu haben. Ich werde im Kapitel ›Selbsterkenntnis‹ darauf zurückkommen. Hier wollen wir uns mit der Tatsache zufrieden geben, daß Leute, die unter Panikattacken leiden, wahrscheinlich leichter in Angst geraten als die sogenannte Durchschnittsperson. Fröhliche Leute hingegen, die alles leichtnehmen, geraten selten in Panik.

≡ Situationsangst

Man muß keine ängstliche Natur sein, um in bestimmten Situationen Angst zu erfahren, obwohl beides oft eng miteinander verbunden ist. Situationsangst ist, wie der Name bereits sagt, an bestimmte Situationen gebunden, wie z. B. eine Führerscheinprüfung oder ein Interview. Um diesen Unterschied deutlich zu machen, ein Beispiel:

Stellen Sie sich einen Mann vor, der gerade in der Lotterie gewonnen hat. Er ist glücklich. Dieser Glückszustand ist das Gefühl des Augenblicks und nicht von Dauer. So verhält es sich mit der Situationsangst. Es handelt sich dabei um ein relativ kurzfristiges Gefühl als Antwort auf eine bestimmte Situation, das verschwinden wird, sobald die Ursache, die es auslöst, beseitigt wurde.

Die Angst, die die Panikattacken auslöste, ist Situationsangst. Sie wird durch eine bestimmte Kombination von Umständen in Gang gesetzt und ebenso beseitigt, wenn sich diese Situation ändert.

≡ Hintergrundsangst und akuter Angstzustand

Obwohl Panikattacken durch Situationsangst ausgelöst werden, kann der Betroffene unter Hintergrundsangst leiden. Wenn jemand eine quälende Sorge mit sich herumträgt, zum Beispiel die Befürchtung, seinen Arbeitsplatz zu verlieren, handelt es sich um Hintergrundsangst. Sie verstärkt die Situationsangst und trägt zu Panikattacken bei.

Beim akuten Angstzustand handelt es sich um einen kontinuierlich hohen Pegel an Situationsangst, von der er sich aber durch eher gleichbleibendes, allerdings nicht ununterbrochenes Niveau unterscheidet. Die einfache Situationsangst löst sich dagegen relativ schnell auf.

≡ Die Formen von Angst

Angst als Charakterzug

Dabei handelt es sich um die Charaktereigenschaft einer Person, die leichter und häufiger zu Angst neigt als der Durchschnitt.

Situationsangst

Dies ist die Angst, die wir alle in bestimmten Situationen erfahren, die an diese Situationen geknüpft ist und mit ihr verschwindet. Man empfindet zum Beispiel Angst im Wartezimmer eines Zahnarztes, aber diese Angst verschwindet, sobald man seine Praxis verläßt.

Hintergrundsangst

Das ständige quälende Gefühl der Schwere oder Angst, das gewöhnlich an einen unbefriedigenden Zustand im Leben des Betroffenen geknüpft ist. Typische Ursachen von Hintergrundsangst sind zum Beispiel der drohende Verlust des Arbeitsplatzes, eine unglückliche Ehe, der Verlust einer nahestehenden Person oder ein krankes Kind. Hintergrundsangst wird gewöhnlich durch Gegebenheiten ausgelöst, an denen die Betroffenen ihrem Gefühl nach nichts ändern können. Sie müssen warten, daß die Dinge ihren Lauf nehmen. Hintergrundsangst allein kann keine Panikattacken auslösen, kommt sie jedoch zur Angst vor bestimmten Situationen hinzu, können Panikattacken daraus entstehen.

Akuter Angstzustand

Dabei handelt es sich um einen psychiatrischen Begriff. Man versteht darunter, daß die Betroffenen unter solch großer Angst leiden, daß sie sich ständig angetrieben und angespannt, niedergeschlagen und schlaflos fühlen und nicht in der Lage sind, mit dem alltäglichen Leben zurechtzukommen. Es handelt sich dabei jedoch keineswegs um einen permanenten Zustand.

Verlaufsmuster von Panikattacken

Panikattacken können vier verschiedene Formen annehmen. Falls Sie zum Kreis der Betroffenen gehören oder gehörten, werden Sie sich mit Sicherheit zu einer der nachfolgenden Kategorien zählen können. Versuchen Sie es, wenn Sie die Beschreibungen lesen. Falls Sie sich danach immer noch unsicher fühlen, hilft Ihnen ein Fragetest am Ende des Kapitels weiter.

≡ Die ausschließlich akuten Attacken

≡ Praktisches Beispiel: Verlust des Arbeitsplatzes

WALTER war 45 Jahre alt, verheiratet und hatte zwei erwachsene Kinder. Er arbeitete seit 17 Jahren als Handelsvertreter, bis er wegen seiner Panikattacken diesen Job verlor.

Etwa 18 Monate davor, so berichtete er, begann er sich zunehmend ängstlich zu fühlen, ohne daß er jedoch den Grund hätte nennen können. Er ging zu seinem Hausarzt, der ihm Beruhigungsmittel verschrieb. Doch diese halfen nicht. Statt dessen begann WALTER damit, Alkohol zu trinken, was ihm eine gewisse Erleichterung verschaffte. Schließlich trank er täglich acht bis neun Flaschen Bier.

WALTER erlebte seine erste Panikattacke etwa sieben Monate nach dem Besuch bei seinem Hausarzt.

Jeden Sonntag fuhr er seine Frau zum Besuch von Verwandten. Er freute sich auf diese Fahrten nicht. Zusätzlich zu seiner Hintergrundsangst erzeugten diese Besuche spezifische Angst. Eines Sonntags, sie waren gerade zu Besuch bei WALTER's Schwägerin, verspürte er plötzlich ein Zittern am ganzen Körper. Er fühlte sich schwindlig. Ein Arzt mußte gerufen werden, der einen Zustand größter Anspannung bei ihm feststellte und ihm weitere Beruhigungsmittel verschrieb.

Nach diesem Vorfall stellten sich bei WALTER auch Panikattacken am Arbeitsplatz ein. Sein Beruf erforderte es, daß er die verschiedensten kleinen Geschäfte aufsuchen mußte, um die Produkte seiner Firma zu verkaufen. Während dieser Geschäftsverhandlungen mußte er den Raum plötzlich verlassen und ins Auto flüchten, wenn eine Panikattacke drohte. Natürlich führte dieses Verhalten zu fallenden Verkaufsziffern und schließlich sogar zum Verlust seines Arbeitsplatzes.

Nachdem WALTER seinen Job verloren hatte, traute er sich aus Angst vor einer Panikattacke überhaupt nicht mehr aus dem Haus – mit einer Ausnahme: In einer Bar, die acht Meilen von seinem Haus entfernt lag, fühlte er sich sicher. Er beschrieb dies als »Flucht vor der Wirklichkeit«. Er hatte diese Bar zuvor nie betreten, es gab keine Verknüpfung zwischen diesem Ort und seinen täglichen Ängsten. Dort konnte er sich entspannen und seine Sorgen hinter sich lassen.

WALTER litt ausschließlich unter Panikattacken vom akuten Typ, die jedoch verbunden waren mit einem hohen Grad an unspezifischer Hintergrundsangst, deren er sich nicht immer bewußt war. Diese Angst tritt häufig als ein vages, aber ständiges Unbehagen auf. Sie hat ihre Wurzeln häufig in kleineren Sorgen, die unterdrückt worden sind, und erreicht schließlich ein unverhältnismäßig großes Ausmaß.

Diese akuten Panikattacken steigern sich schließlich bis zu einem Punkt, an dem das alltägliche Leben des Betroffenen äußerst stark eingeschränkt wird.

═ Praktisches Beispiel: Verlust eines Freundes

JANE's akute Panikattacken entstanden als Reaktion auf unterdrückte Angst nach dem tödlichen Autounfall eines ihr nahestehenden Freundes. JANE hatte immer Angst gehabt, einmal selbst in einen solchen Autounfall verwickelt zu werden. Als nun ihr Freund verunglückte, machte dies ihre Ängste realer. Sie drängte sie jedoch aus ihrem Gedächtnis, versuchte sie zu ignorieren.

Eines Nachts, während einer Fahrt auf der Autobahn, überfiel sie ihre Angst vor Unfällen, und die Erinnerung an ihren toten Freund holte sie ein.

Selbstverständlich treten nicht bei jedem, der an unterdrückter Angst leidet, akute Panikattacken auf. Viele andere Faktoren spielen eine Rolle. Dennoch sollte jeder, der an ständiger unbewältigter Angst leidet, sich überlegen, ob es nicht besser wäre, professionelle Hilfe aufzusuchen. Ständige Angst, die über längere Zeit kein Anzeichen der Besserung zeigt, ist auf Dauer nicht gesund. Die hochakuten Panikattacken erfordern professionelle Hilfe, zum Beispiel von Ihrem Hausarzt.

SUSAN's Fall ist ein Beispiel dafür, wie chronische Angst zu einer hochakuten Panikattacke führen kann.

═══ Praktisches Beispiel: Verlust der liebgewordenen Umgebung

Weil SUSAN's Ehemann eine neue Arbeitsstelle gefunden hatte, mußte die Familie umziehen. Etwa 200 Meilen von ihrem alten Wohnort entfernt, verschlug es sie in einen trübseligen und besonders reizlosen Teil des Landes. SUSAN fühlte sich dort als Außenseiter, mehr noch, sie langweilte sich. Eines Tages wurde sie von ihrer ersten Panikattacke an der Bushaltestelle überrascht. Allmählich traten die Attacken auch an anderen Orten auf, so daß sie Angst vor dem Ausgehen bekam. Schließlich überfielen sie Panikattacken sogar zuhause.

SUSAN wurde depressiv, sie litt unter fast permanent vorhandener Angst. In diesem Zustande konnte sie keinen klaren Gedanken mehr fassen. Einen Behandlung mit Tranquilizern wurde begonnen, um ihre Erregung zu dämpfen und sie in die Lage zu versetzen, eine aktive Rolle bei ihrer Heilung übernehmen zu können. SUSAN bewältigte ihre Panikattacken genauso wie WALTER und auch JANE; sie alle hielten sich an die Ratschläge, wie sie in diesem Buch beschrieben werden.

Wie ich bereits erwähnte, gibt es vier Erscheinungsformen von Panikattacken. Die akute Attacke ist bei weitem die schlimmste. Am anderen Ende der Reihe steht die gelegentliche Panikattacke. Die folgende Darstellung erklärt die Unterschiede.

Unterschiede zwischen gelegentlichen und akuten Panikattacken	
Akute Panikattacke	**Gelegentliche Attacke**
– Die schwerste und lähmendste Form von Panikattacken. – Angst ist ständig in hohem Maße vorhanden. – Die Panikattacken treten an den verschiedensten Orten auf, der Betroffene verbringt die meiste Zeit zuhause. – Sogar zuhause können Panikattacken auftreten. *Bedarf professioneller Hilfe!*	– Die leichteste Form von Panikattacken. – Der Betroffene hat evtl. akute Panikattacken in der Vergangenheit durchgemacht. – Nun gerät er nur noch in wenigen, unüblichen Situationen in Panik oder fühlt sich nur noch gelegentlich ängstlich. *Bei ausreichender Motivation genügt eine Selbstbehandlung!*

Von links nach rechts nimmt die Hintergrundsangst kontinuierlich ab. Ebenfalls von links nach rechts treten Panikattacken seltener und spezifischer auf. Zwischen diesen beiden Extremen existieren viele Zwischenstufen. Bei Reduktion der Hintergrundsangst mag es den Betroffenen gelingen, ihre akuten Attacken in gelegentliche umzuwandeln. Aber auch der umgekehrte Weg ist möglich, wenn die Betroffenen mit unerträglicher und unvermeidlicher Angst konfrontiert werden.

☰ Gelegentliche Panikattacken

Menschen, die nur gelegentlich unter Panikattacken leiden, trifft man selten beim Arzt. Ihre Attacken stellen kein so großes Problem dar, als daß sie medizinischer Hilfe bedürfen. Im Verlauf meiner Forschung ist mir eine Anzahl von Leuten begegnet, die unter gelegentlichen Panikattacken litten. Ich schätze, daß ein Großteil der Bevölkerung in diese Kategorie gehört.

Leute, die nur gelegentlich unter Panikattacken leiden, verfügen im allgemeinen über wenig Hintergrundsangst. Ihre Attacken sind gewöhnlich das Ergebnis exzessiver Angst in Kombination mit einer spezifischen Situation. Gelangen sie widerstrebend in eine ähnliche Situation, schaffen sie es jedoch recht gut, mit ihrer Angst zurechtzukommen.

Menschen, die wie MARIANN im nächsten Beispiel unter nur gelegentlichen Attacken leiden, sind unglücklicherweise häufig nicht motiviert genug, nach den wirklichen Ursachen ihrer Angst zu suchen.

MARIANN's Attacken traten bei verschiedenen Gelegenheiten in ihrem Leben auf, beim letzten Mal im Zusammenhang mit der Arbeitslosigkeit ihres Ehemannes. Sobald dieser einen neuen Job gefunden habe, glaubte MARIANN, würden ihre Panikattacken verschwinden – in der Tat war dies der Fall.

═══ Praktisches Beispiel: Sorgen aktualisieren die Angst

MARIANN war 35 Jahre alt und lebte zusammen mit ihrem Ehemann und vier Kindern im Alter zwischen zwölf und fünfzehn Jahren. Sie hatte eine Teilzeitarbeit als Hausangestellte. Ihre erste Attacke trat auf, als ein Hund an ihr emporsprang. Sie erinnert sich daran, wie ihr heiß wurde, der Schweiß ausbrach und sie ein flaues Gefühl verspürte. Obwohl sie keine Furcht vor Hunden entwickelte, blieb die Erinnerung an diese Panikattacke in ihrem Gedächtnis haften.

Nach der Geburt ihres ersten Kindes verspürte sie hin und wieder ähnliche Empfindungen – diesmal jedoch ohne erkennbaren Grund. Es widerstrebte ihr, allein auszugehen. Sie hatte jedoch eine Freundin, die bereit war, sie überallhin zu begleiten. Dadurch und durch die Einnahme von Tranquilizern, die ihr der Hausarzt verschrieb, gelang es ihr, diese Störung zeitweise zu beheben.

Die Attacken begannen von neuem, als ihr Ehemann seinen Arbeitsplatz verlor. Wiederum hatte MARIANN Angst, ihr Haus alleine zu verlassen; als sie jedoch zu mir kam, hatte ihr Ehemann bereits einen neuen Job gefunden und sie fühlte sich besser. Sie erschien nicht mehr zu den weiteren Behandlungsterminen; die Angst war für sie kein Problem mehr.

MARIANN ist ein typisches Beispiel für Leute, bei denen sich Panikattacken einstellen, wenn sie sich über etwas Sorgen machen. Die Attacken verschwinden, sobald die Sorgen vorüber sind. Viele Betroffene begnügen sich wie MARIANN damit, Tranquilizer einzunehmen. Aber diese bieten nur eine zeitlich begrenzte Hilfe, sie bieten keine wirkliche Heilung.

═══ Praktisches Beispiel: Alte Ängste werden aktuell

Als GAYNOR neun Jahre alt war, besuchte sie zusammen mit ihrer Schwester einen Kindergottesdienst. Sie verspürte plötzlich das Bedürfnis, zur Toilette zu gehen, traute sich aber nicht, die Kirche zu verlassen. Sie näßte ein und erinnert sich noch heute peinlich berührt daran, wie sie schließlich aufstand und eine Pfütze zurückließ.

Viele Jahre später während ihrer Ausbildung zur Polizeibeamtin verspürte sie während der Unterrichtsstunden wiederum den Wunsch, zur Toilette zu gehen, aber nur gelegentlich, wenn sie nicht in der Lage war aufzustehen und hinauszugehen. Konnte sie jedoch einen Raum ohne großes Aufsehen verlassen, stellte sich das Bedürfnis gar nicht erst ein.

Es gelang ihr, ihren Drang zu kontrollieren, indem sie nur wenig trank und zwischen den einzelnen Unterrichtsstunden vorsichtshalber zur Toilette ging. Das Problem verschwand, bis sie eines Tages als Zeugin vor Gericht erscheinen mußte. Sie befürchtete, daß ausgerechnet im Zeugenstand der Drang über sie kommen könnte, zur Toilette gehen zu müssen.

Sie besprach diese Sorge mit mir. Ich konnte ihr zeigen, daß die Ursache ihres Problems die Angst war, sich zu blamieren, und machte sie darauf aufmerksam, daß ihr Drang, zur Toilette gehen zu müssen, nur dann über sie kam, wenn dies unpassend erschien. Sie sollte statt dessen mit sich selbst zufrieden sein und aufhören, daran zu denken. Sie sollte versuchen, ihre Aufmerksamkeit anderen Dingen zuzuwenden und das Gefühl ignorieren. Glücklicherweise hatte sie den Mut, sich an meinen Ratschlag zu halten und hatte damit Erfolg.

Zwischen den nur akuten und den nur gelegentlichen Panikattakken liegen noch zwei weitere Typen. Bei einem handelt es sich um den akut-gelegentlichen Typ.

≡ Akut-gelegentliche Attacken

Wie der Name bereits sagt, beinhalten diese Attacken eine typisch akute Phase, wie sie bereits beschrieben wurde. Diese Phase verschwindet jedoch im Laufe von Wochen und Monaten aufgrund der abnehmenden Hintergrundsangst. Manchmal hängt dies damit zusammen, daß es dem Betroffenen erfolgreich gelingt, all jene Situationen zu vermeiden, die bei ihm eine Panikattacke hervorbringen könnten.

Viele Hausfrauen mit einer Agoraphobie haben sich nach einer Reihe akuter Attacken auf ihr häusliches Milieu beschränkt. Wenn jedoch im Laufe der Zeit ihre Furcht nachläßt, sind sie in der Lage, in Begleitung einer nahestehenden Person oder eines Verwandten ihr Haus zu verlassen. Das hohe Maß an Hintergrundsangst, das für die Erstattacke verantwortlich war, ist verschwunden. In diesem Stadium widerfährt den Betroffenen nur dann eine Panikattacke, wenn sie aus bestimmten Gründen außergewöhnlich ängstlich sind oder sich in Situationen begeben müssen, von denen sie befürchten, daß diese eine Panikattacke bei ihnen auslösen können. Die

Betroffenen, die unter diesem Typ von Panikattacken leiden, glauben, das Schlimmste hinter sich zu haben. Aus diesem Grunde suchen sie nicht immer professionelle Hilfe, es sei denn, sie befinden sich unvermittelt im akuten Stadium.

Gelegentlich-akute Attacken

Menschen, die unter gelegentlichen Panikattacken leiden, können sehr viel tun, um akute Phasen zu vermeiden, indem sie sich möglichst nicht in angstauslösende Situationen begeben. Gelingt ihnen dies, ohne das Alltagsleben erheblich einschränken zu müssen, so reduziert dies auch die Hintergrundsangst. Sind sie jedoch gezwungen, aus Angst vor Panikattacken ihren Lebensstil zu ändern, so nimmt die Hintergrundsangst wieder zu und macht den Ausbruch von Panikattacken wahrscheinlicher.

Menschen, die unter gelegentlich-akuten Attacken leiden, haben häufig jahrelang Erfahrung mit gelegentlichen Attacken. Mit einem Mal nimmt ihre Hintergrundsangst zu, vielleicht wegen eines einschneidenden Lebensereignisses wie etwa dem Tod eines nahen Verwandten oder dem Verlust des Arbeitsplatzes.

Häufig gelingt es auch den Betroffenen plötzlich nicht mehr, panikauslösende Situationen zu vermeiden. Ihr Problem rückt wieder mehr ins Bewußtsein, Panikattacken treten häufiger auf, vergrößern die Angst und werfen die Betroffenen zurück ins Stadium der akuten Phase. Das folgende Beispiel zeigt dies.

Praktisches Beispiel: Ärger am Arbeitsplatz

ALAN war 28 Jahre alt, verheiratet und hatte zwei kleine Kinder. Seit etwa drei Jahren verfiel er einer inneren Anspannung, wenn er mit seiner Familie in Urlaub fuhr. Diese Anspannung wich erst wieder nach der Rückkehr.

Eines Tages erlitt ALAN eine Panikattacke an seinem Arbeitsplatz. Sechs Wochen danach kam er zu mir. In ALAN's Firma gab es zu diesem Zeitpunkt eine heftige Auseinandersetzung zwischen dem Management und der Verkaufsetage. Im Verlauf dieser Auseinandersetzung war ALAN zunehmend nervös und ängstlich geworden, schließlich war eine Panikattacke bei ihm aufgetreten. Seit dieser Zeit fühlte sich ALAN von Panikattacken ständig bedroht, besonders schlimm war es in seiner Firma. Er stellte fest, daß diese Attacken besonders häufig dann auftraten, wenn er sehr beschäftigt war.

ALAN's Panikattacken erreichten schnell ein akutes Stadium. Er konnte es nicht vermeiden, sich der Auslösesituation, seinem Arbeitsplatz, auszusetzen; dadurch nahm seine Hintergrundsangst zu und machte ihn für Panikattacken empfänglich.

Von Natur aus ängstliche Personen sind in bezug auf Panikattakken besonders gefährdet. Dennoch bedarf es immer zusätzlicher Situationsangst (s. Kapitel ›Angst und ihre Bedeutung für eine Panikattacke‹, S. 37 f.). Ist diese Situationsangst nur von kurzer Dauer, kann sie zum Auftreten von gelegentlichen Panikattacken führen. Nimmt die Angst zu, wird sie intensiver, fühlt sich der Betroffene bestenfalls unbehaglich, hat jedoch meist große Angst. Der Verlauf auftretender Panikattacken ist abhängig von der Situationsangst. Der Betroffene kann alle Formen und Kombinationen von Panikattacken durchleben, von der leichten gelegentlichen Attacke bis hin zur unerträglichen akuten Phase.

Panikattacken verschwinden manchmal ohne jegliche Behandlung. Wie wir jedoch im Kapitel ›Selbsterkenntnis‹ sehen werden, scheint dies nur so. Tiefsitzende Angst wird nicht dadurch beseitigt, daß man sie ignoriert. Es ist für den Betroffenen vielmehr notwendig, mit seiner Angst konfrontiert zu werden, um sie zu überwinden.

Obwohl Panikattacken ohne Angst nicht entstehen können, ist es doch möglich, sich mit der Angst auseinanderzusetzen, ohne daß dadurch eine Panikattacke induziert wird. Genau das ist das Ziel einer Behandlung.

≡ Zu welchem Typ gehören Sie?

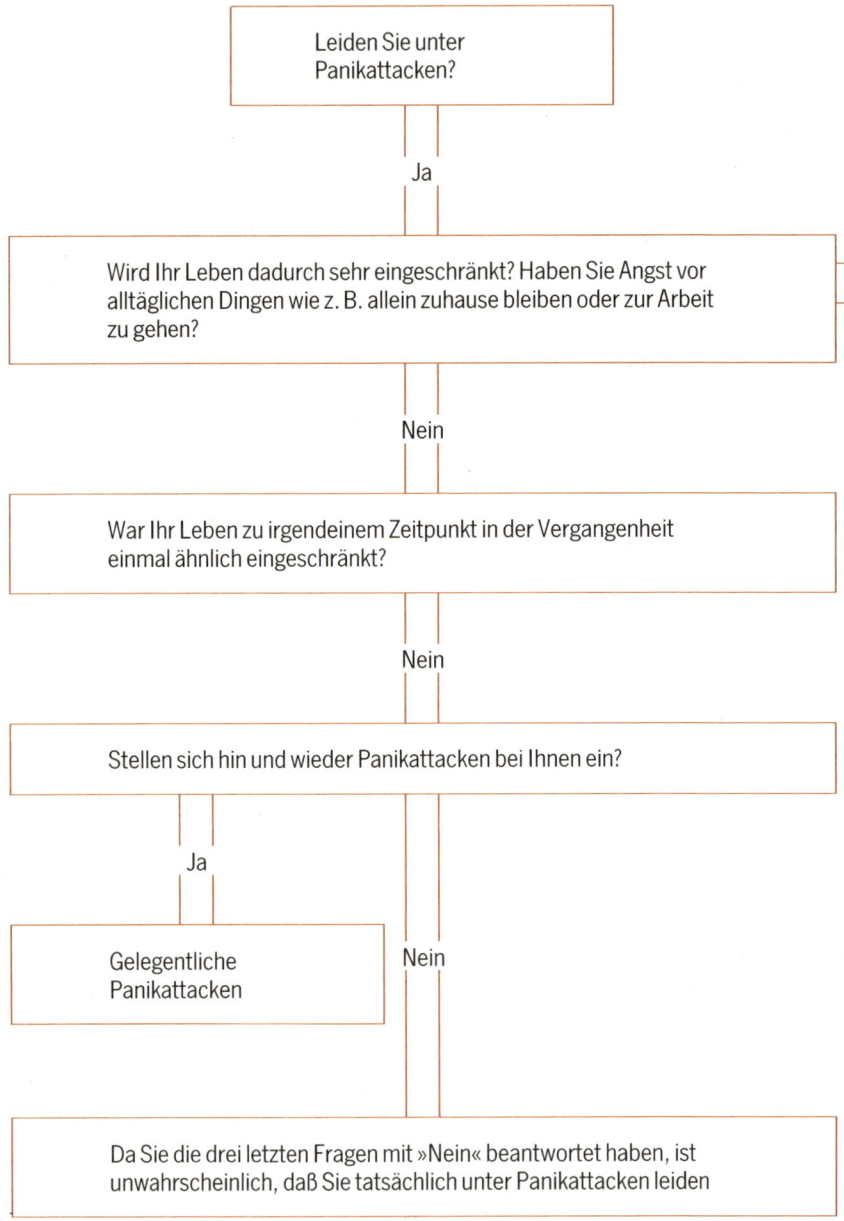

Leiden Sie unter
Panikattacken?

Ja

Wird Ihr Leben dadurch sehr eingeschränkt? Haben Sie Angst vor
alltäglichen Dingen wie z. B. allein zuhause bleiben oder zur Arbeit
zu gehen?

Ja

Nein

War Ihr Leben zu irgendeinem Zeitpunkt in der Vergangenheit
einmal ähnlich eingeschränkt?

Nein

Stellen sich hin und wieder Panikattacken bei Ihnen ein?

Ja

Gelegentliche
Panikattacken

Nein

Da Sie die drei letzten Fragen mit »Nein« beantwortet haben, ist
unwahrscheinlich, daß Sie tatsächlich unter Panikattacken leiden

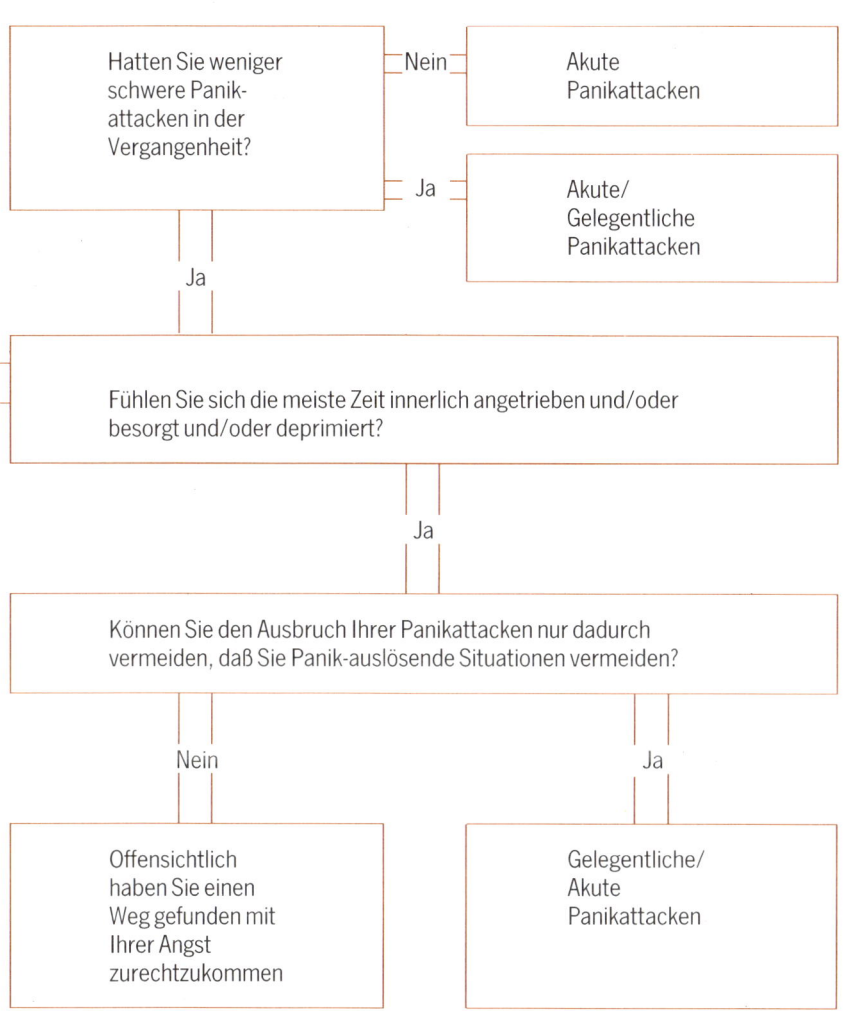

Hatten Sie weniger schwere Panik-attacken in der Vergangenheit?

Nein → Akute Panikattacken

Ja → Akute/ Gelegentliche Panikattacken

Ja ↓

Fühlen Sie sich die meiste Zeit innerlich angetrieben und/oder besorgt und/oder deprimiert?

Ja ↓

Können Sie den Ausbruch Ihrer Panikattacken nur dadurch vermeiden, daß Sie Panik-auslösende Situationen vermeiden?

Nein ↓

Offensichtlich haben Sie einen Weg gefunden mit Ihrer Angst zurechtzukommen

Ja ↓

Gelegentliche/ Akute Panikattacken

Die Rolle von Freunden und Familie

Bereits im Kapitel ›Die Angst und ihre Bedeutung für die Panikattacke‹ wurde erwähnt, daß die Neigung zu ängstlichem Verhalten vermutlich vererbbar ist. Es gibt allerdings keinen Hinweis dafür, daß Agoraphobie oder soziale Phobien unmittelbar erblich bedingt seien. Panikattacken werden nicht von einer Generation an die andere weitergegeben, und falls Sie selbst darunter leiden, so gibt es keinen Grund zu der Annahme, daß Ihre Kinder auch einmal davon betroffen sein werden.

Zwei wesentliche Faktoren beeinflussen unser Leben: Unsere Erbanlagen und unsere Umgebung. Umwelteinflüsse spielen eine ganz wesentliche Rolle in bezug auf die Empfänglichkeit einer Person, Panikattacken zu erleiden.

≡ Lernen am Modell

Man hat herausgefunden, daß Menschen, die unter spezifischen Ängsten leiden, wie vor Spinnen oder Schlangen, häufig einen nahen Verwandten besitzen, meist ein Elternteil, der diese Angst mit ihnen teilt. Es ist ein natürlicher Instinkt aller Säugetiere, das Verhalten ihrer Eltern zu kopieren. Durch diesen Vorgang lernen sie zu überleben. Der Vorgang selbst wird als Nachahmung bezeichnet. Es ist also nicht überraschend, wenn ein Kind lernt, vor den gleichen Dingen Angst zu haben wie Vater oder Mutter. Auf diesem Wege wird eine Phobie von den Eltern an das Kind weitergegeben.

Ein Kind vermag sein Verhalten aber auch an dem des nichtphobischen Elternteils auszurichten. Freilich kann ein Elternteil, der unter einer Phobie leidet, große Anstrengungen unternehmen, die Symptome seiner Angst vor seinem Kind zu verstecken und so die Gefahr einer Nachahmung vermeiden.

Spezifische Phobien werden jedoch nicht nur durch Nachahmung erworben. Häufig entwickelt ein Kind eine Phobie aufgrund ganz anderer Umstände. Die Angst vor Hunden ist ein gutes Beispiel dafür. Häufig entwickelt ein Kind eine solche Angst erst, nachdem es von einem Hund gebissen oder erschreckt worden ist. Das Lernen am Modell der Eltern macht in solchen Fällen eine Phobie möglicherweise rückgängig, wenn die Eltern ihre Zuneigung zu Hunden und ihre Angstlosigkeit vor ihnen dem Kind augenscheinlich vorleben. Ähnliche Vorgehensweisen können auch bei anderen Phobien angewendet werden.

Ist eine Phobie durch Lernen am Modell entstanden, muß sich das Kind darüber klarwerden, wovor sich der Erwachsene fürchtet. Im Falle von Spinnen, Schlangen oder anderen spezifischen Phobien ist dies gewöhnlich nicht schwer. Bei Panikattacken sind diese Verbindungen doch wesentlich undurchsichtiger.

Wie wir bereits gesehen haben, werden Panikattacken immer wieder durch die Angst vor einer erneuten Attacke angeregt. Diese Furcht entsteht im Bewußtsein des Betroffenen und kann durch einen Außenstehenden häufig nur schwer beobachtet oder verstanden werden. Es ist daher eher unwahrscheinlich, daß Kinder die Panikattacken ihrer Eltern kopieren, und in der Tat treten Panikattacken bei Kindern von Betroffenen nur selten auf. Dennoch werde ich später Wege aufzeigen, wie Betroffene Vorsorge treffen können, um ihr Verhalten nicht an ihre Kinder weiterzugeben.

Natürlich können Panikattacken auch bei Kindern auftreten. Sie entstehen dann aufgrund der gleichen Ursachen und auf gleichem Wege wie bei Erwachsenen und in der Regel nicht durch Lernen am Modell, d.h. dadurch, daß Kinder das Verhalten anderer nachahmen.

Der unmittelbare Einfluß wichtiger Bezugspersonen

Neben der Frage nach Vererbung und Nachahmung haben wichtige Personen in unserem Leben, wie beispielsweise Eltern und Kinder, aber auch Leute, mit denen wir am Arbeitsplatz zu tun haben, einen direkten Einfluß auf die Entstehung von Panikattacken. Diese Einflußnahme geschieht in aller Regel nicht vorsätzlich. Ich hatte noch nie mit einem Fall zu tun, wo ein naher Verwandter oder Freund absichtlich die Symptomatik eines Betroffenen verstärkt hätte. Es kann aber zu solchen Krisen kommen, im Zuge der Auseinandersetzung zwischen zwei Personen oder wenn sich eine Person gegenüber einer anderen überängstlich verhält.

Betroffene, die sich in der akuten Phase ihrer Panikattacken befinden, sind gegenüber dem Verhalten ihnen wichtiger Personen äußerst empfindlich. Diese Empfindlichkeit hängt mit der erhöhten Hintergrundsangst zusammen, die das Auftreten von Panikattacken wahrscheinlicher macht. BETTY ist ein Beispiel dafür, wie ein Teufelskreis in Gang gesetzt wird, wenn eine nahestehende Person, in diesem Fall der Ehemann, gegenüber den Panikattacken des Betroffenen seine offene Ablehnung zeigt.

===   ## Praktisches Beispiel: Panikattacken und die Geburt eines Kindes

BETTY war 42 Jahre alt, sie lebte zusammen mit ihrem Ehemann und vier Kindern im Alter zwischen zwei und elf Jahren. Sie hatte eine Teilzeitarbeit als Putzfrau. Ihre erste Panikattacke war erst sechs Wochen, bevor ich sie zum ersten Mal sah, aufgetreten. Sie erzählte mir jedoch, daß sie bereits seit der Geburt ihres jüngsten Kindes Probleme habe. Zunächst verspürte sie den Wunsch, das Zusammentreffen mit anderen Leuten zu vermeiden. Dennoch arbeitete sie weiterhin als Putzfrau. Die erste Panikattacke kam über sie, als sie gerade in ihrer Küche stand. Sie fühlte sich plötzlich verwirrt und fürchtete sich davor, Leute auf der Straße zu treffen. Ein anderes Mal trat eine Panikattacke auf, als sie sich mit ihrer Schwester traf. Sie bekam Angst davor, aus dem Haus zu gehen, konnte ihre Hausarbeit nicht mehr erledigen, lag den ganzen Tag auf der Couch. Schließlich wurde sie in ein Krankenhaus aufgenommen, wo sie sich, wie sie mir erzählte, besser entspannen konnte. Obwohl es offensichtlich war, daß sich BETTY im akuten Stadium einer Panikattacke befand, konnte nicht ohne weiteres gesagt werden, was denn der Grund für diese Angst war. Die Angst hatte sich offensichtlich seit der Geburt ihres vierten Kindes verstärkt. Nun ist es bei Frauen nicht ungewöhnlich, daß das Auftreten von Panikattacken im Zusammenhang mit der Geburt eines Kindes steht. Durch die große Verantwortung und die ständige Belastung sind überarbeitete, übermüdete junge Mütter besonders gefährdet.

Bei BETTY war die zusätzliche Verantwortung für das vierte Kind zu einer unerträglichen Belastung geworden, zumal sie von ihrem Ehemann keinerlei Unterstützung erfuhr. Er benahm sich ihr gegenüber sogar abweisend, und je kränker sie wurde, desto verständnisloser reagierte er. Diese Ablehnung und der Mangel an emotionaler Unterstützung vergrößerten BETTY's Angst und machten die Dinge nur noch schlimmer. Erst als sie sich im Krankenhaus befand und der Teufelskreis von Ablehnung und Angst durchbrochen war, fühlte sie sich besser.

Die Probleme holten BETTY ein, als sie am Wochenende nach Hause ging. Ihr Ehemann ließ sie mit den Kindern allein und war fast die ganze Zeit aus dem Haus. Als BETTY ins Krankenhaus zurückkehrte, dachte sie an Scheidung.

Nachdem sie sich zu dieser Entscheidung erstmals durchgerungen hatte, konnte sie ihre Sorgen über das Verhalten ihres Ehemannes hinter sich lassen. Es gelang ihr, den Teufelskreis von Ablehnung durch den Ehemann, Angst und damit weitere Ablehnung zu durchbrechen.

Nach ihrer Entlassung aus dem Krankenhaus konnte BETTY mit ihrem Ehemann über ihre Gefühle diskutieren, da sie nun keine Angst mehr vor seiner Reaktion hatte. Es zeigte sich, daß er ihre Krankheit nicht ernstgenommen hatte, im Glauben, sie müsse sich nur einfach »zusammenreißen«. Daß er sie allein ließ, war sein ungeschickter Versuch gewesen, sie dazu zu bringen. Tatsächlich hatte aber sein Verhalten nur das Gegenteil bewirkt. Nachdem BETTY und ihr Ehemann ihre Gefühle und ihre Situation diskutiert hatten, gelangten sie zu einem neuen gegenseitigen Verständnis und damit zur Aussöhnung.

BETTY's Beispiel verdeutlicht, wie trotz wohlüberlegten Handelns aller Beteiligten die Dinge mißlingen. Die beste Methode, sich dieses Problems anzunehmen, ist meiner Meinung nach, den Partner zu fragen, was er mit seinem Handeln beabsichtigt, und gleichzeitig das eigene Verhalten zu erklären.

Es kommt vor, daß nahe Verwandte gegenüber Menschen, die unter Panikattacken leiden, mit zunehmender Ablehnung reagieren. Gewöhnlich deswegen, weil sie die Dinge verwirren. Sie sorgen sich um den Betroffenen, sind aber gleichzeitig nicht in der Lage, die Ursache seines Leidens zu verstehen oder irgend etwas dagegen tun zu können. Ihre Frustration kann dann unvermittelt in Ärger und Ablehnung umschlagen. Unglücklicherweise hat dieses Verhalten häufig die schlimmsten Folgen, es verstärkt die Angst des Betroffenen. Auf diese Schwierigkeit werden wir noch näher eingehen, ebenso auf die Art und Weise, wie man damit umgehen kann.

Der Einfluß von Freunden oder nahen Verwandten reicht üblicherweise nicht aus, um eine Panikattacke auszulösen. Es ist also nicht das Verschulden anderer, wenn eine Person unter Panikattacken leidet. Die Schuld, wenn man überhaupt davon reden will, liegt bei dem Betroffenen selbst.

Der Einfluß anderer vermag die Angst des Betroffenen zwar zu verschlimmern, ist aber nicht auslösende Ursache.

Der indirekte Einfluß nahestehender Personen

Nahestehende Personen können das Auftreten von Panikattacken indirekt dadurch beeinflussen, daß sie beim Betroffenen Schuldgefühle auslösen. Sie werden damit, ohne es zu wissen, selbst zu einer Quelle der Angst und verstärken das Leid der Betroffenen.

JILL's Angst vor einer Panikattacke im Auto (S. 25) wurde noch verstärkt durch ihre Befürchtung, sie könne ihren Sohn dadurch erschrecken und auch bei ihm Panikattacken auslösen. ALAN's Angst (S. 46 f.), nahm im Urlaub deswegen zu, weil er fürchtete, die Panikattacken könnten seiner Familie den ganzen Urlaubsspaß verderben.

Durch die Sorgen, die sich ein Betroffener darüber macht, welche Folgen seine Panikattacken für ihm nahestehende Personen haben könnten, werden die Chancen zur Bewältigung seines Leidens nur verschlechtert. Die Sorge um andere wird nur dann von heilsamem Einfluß sein, wenn daraus die Motivation entsteht, das Leiden zu überwinden. Diese Motivation entspringt nur selten einer Alltagsbeziehung. Sie mag jedoch entstehen, wenn der Betroffene das Leben einer geliebten Person in Gefahr sieht. Eine Mutter beispielsweise, die sich davor fürchtet, das Haus zu verlassen, vermag dies dennoch zu tun, wenn sie sieht, daß ihr Kind vor ein Auto läuft. Aber dies reicht nicht aus, um Panikattacken zu überwinden. Damit eine Panikattacke auftreten kann, ist die Angst vor einer solchen Attacke notwendige Voraussetzung. In der eben beschriebenen Situation hätte die Angst keine Chance, an die Oberfläche des Bewußtseins zu dringen, da die Mutter in diesem Moment völlig eingenommen ist von der Sorge um die Sicherheit ihres Kindes.

Exzessive Sorge um das Wohlergehen eines Familienmitglieds kann die Hintergrundsangst einer anfälligen Person dermaßen erhöhen, daß eine akute Phase daraus resultiert. Mütter machen sich Sorgen über ihre kranken Kinder, Ehemänner sorgen sich um ihre kranken Frauen und Eltern um die Zukunft ihrer Kinder. Sorgen dieser Art erzeugen bei den meisten Menschen Angst. Für Menschen, die Panikattacken gegenüber besonders anfällig sind, stellen sie eine noch größere Bedrohung dar, es sei denn, der Betroffene lernt es, mit dieser Angst umzugehen (s. ab S. 99).

Es ist sehr wichtig, daß sowohl der von Panikattacken Betroffene als auch seine Verwandten und Freunde in einer wohlwollenden Art und Weise über ihre Gefühle und ihre gegenseitige Rolle sprechen, in der Absicht, einander zu helfen, ohne gegenseitige Vorwürfe oder Beschuldigungen. Die ablehnende Haltung, aus Furcht und Mißverständnis heraus entstanden, wird sich in wohlwollende Unterstützung verwandeln.

Sind beide Seiten ehrlich zueinander, so wird der Betroffene häufig unter dem Deckmantel der Ablehnung den Wunsch nach Hilfeleistung und das Gefühl echter Betroffenheit spüren.

Selbsterkenntnis

Allen Betroffenen, die unter Panikattacken leiden, sollte nun klar sein, daß diese Attacken als direktes Ergebnis ihrer Gedanken und Gefühle entstehen. Sie müssen deswegen als »selbstinduziert« angesehen werden. »Nun gut«, mögen Sie erwidern, »ich konnte nichts dazu, daß meine Mutter gestorben ist und ich danach Angst bekam, ein Krankenhaus zu betreten«. Sicher nicht. Viele andere jedoch hatten das gleiche Problem, vielleicht sogar noch schlimmer und entwickelten dennoch keine Panikattacken.

Obwohl wir, die wir unter Panikattacken leiden, viele positive Eigenschaften besitzen, verfügen wir auch über negative, die uns in Richtung Panikattacken führen. Diese negativen Eigenschaften zu ignorieren, bedeutet den Kopf in den Sand zu stecken. Es ist nun an der Zeit, daß wir uns mit unseren negativen Eigenschaften auseinandersetzen, in der Absicht, sie zu überwinden. Es gibt keine dauerhafte Heilung von Panikattacken ohne die feste Entschlossenheit des Betroffenen. Sie mag hin und wieder wanken, ist jedoch notwendig für den möglichen Erfolg.

≡ Belohnung und Strafe

Viele Leute sind davon überzeugt, daß es für die Entwicklung eines Kindes besser ist, dieses zu belohnen, wenn es etwas gut gemacht hat, anstatt es bei einem Fehler zu bestrafen. Leider sprechen jedoch nicht alle Kinder auf diese Erziehungsmethode an. Obwohl einige Kinder durch Belohnung und Ermutigung lernen – man nennt dies »positive Verstärkung« –, lernen andere aus ihren Fehlern. Für letztere ist es erstrebenswerter, die Wiederholung einer unangenehmen Erfahrung zu vermeiden als die einer angenehmen zu suchen.

Menschen, die unter Panikattacken leiden, gehören im allgemeinen zu der zweiten Kategorie, die auf »negative Verstärkung« besser anspricht. Sie tun fast alles, um die Möglichkeit weiterer unangenehmer Panikattacken zu vermeiden, selbst dann, wenn dies den Verlust potentiell erfreulicher Erfahrungen bedeutet. Sie untergraben sozusagen ihre eigene Lebensfreude.

Außerdem weisen die Betroffenen ein ungewöhnlich hohes Maß allgemeiner Ablehnungstendenz auf, das sich jedoch hauptsächlich gegen sie selbst und weniger gegen andere Leute richtet. Sie tendieren dazu, sich selbst zu beschuldigen, sich über sich selbst zu ärgern, und sie halten sich selbst für weniger wertvoll, im Glauben, die schönen Dinge dieses Lebens nicht zu verdienen. Diese Lebenseinstellung steht ihnen häufig im Wege, wenn es darum geht, sie zur Überwindung ihres Leidens zu ermutigen.

Menschen, die unter Panikattacken leiden, verspüren den Wunsch, sich an den schönen Dingen des Lebens zu erfreuen, gleichzeitig aber haben sie das Gefühl, dies nicht zu verdienen. Die Folge ist, daß sie sich nicht zu der Anstrengung aufraffen können, die notwendig ist, um zu einem normalen Leben zurückzukehren. Selbst wenn sie die Kraft dazu hätten, zögern sie und trösten sich mit dem Gedanken, morgen sei ja auch noch ein Tag, um damit zu beginnen. Sie haben Angst vor dem Glücklichsein. Ein ähnliches Dilemma existiert z.B. bei Personen, die ständig abnehmen wollen. Sie lehnen ihr Übergewicht ab, sind unzufrieden mit sich selbst, schaffen es aber nicht, endlich mit einer Diät zu beginnen. Auch bei ihnen heißt es immer: »Morgen fange ich damit an.«

Es ist sehr schwer, eine solche Einstellung zu verändern. Im Kapitel ›Die ersten Schritte auf dem Weg zur Besserung‹ ab S. 77, wo über Motivation zu sprechen sein wird, werden wir sehen, zu welch bemerkenswerten Wandlungen es kommen kann, wenn dieses Vertrösten auf Morgen nicht mehr genügt.

≡ Kontrollverlust

Ich erwähnte bereits, daß die Mehrheit all jener, die unter Panikattacken leiden, glaubt, ihre Attacken würden spontan und unkontrollierbar auftreten. Die Betroffenen wissen zwar, daß die Attacken in bestimmten Situationen und unter bestimmten Umständen auftreten, und vermeiden somit diese Situationen und Umstände, so gut es geht. Sie sind sich aber nicht darüber im klaren, warum diese Attacken überhaupt auftreten und glauben, eine Panikattacke käme über sie wie ein epileptischer Anfall, so daß sie lediglich abwarten könnten, bis sie vorüber sei. Aus dieser besonderen Verletzbarkeit entsteht das Gefühl, die Kontrolle über das eigene Leben verloren zu haben.

Es gibt Stimmen, die behaupten, daß vor allem unselbständige Leute zu Panikattacken neigten. Aus den Erfahrungen meiner Arbeit kann ich dies nicht bestätigen. Es stimmt jedoch, daß die Betroffenen als Folge ihrer Panikattacken zunehmend unselbständig und abhängig werden; manche verachten sich deswegen sogar.

Eine Frau beispielsweise, die sich aufgrund ihrer Panikattacken nicht mehr traut, das Haus ohne ihren Ehemann zu verlassen, ist natürlich abhängig von ihm. Vermutlich war sie dies nicht, bevor ihre Panikattacken auftraten. ANNE, über die bereits berichtet wurde, fühlte sich aufgrund der Abhängigkeit von ihrer jüngeren und erfolgreicheren Schwester empfindlich getroffen. Diese Schwester lebte mit ANNE und der verwitweten Mutter zusammen und war die einzige Person, in deren Gegenwart sich ANNE auch außerhalb des Hauses sicher fühlte. Wenn sich ANNE mit ihrer erfolgreichen Schwester verglich, wurde sie unzufrieden mit sich selbst und machte sich wegen ihrer Panikattacken heftige Vorwürfe. Daß sie in diesem Ausmaß auf ihre Schwester angewiesen war, erfüllte sie mit Abscheu vor sich selbst.

Dieser Haß, den die Betroffenen wegen ihrer Panikattacken und ihrer Abhängigkeit gegen sich selbst empfinden, führt dazu, daß die Anstrengungen zur Überwindung des Leidens nachlassen. Viele glauben, sie seien weniger wertvoll als andere Menschen und ihre Panikattacken seien ihre verdiente Strafe. Die wenigsten von ihnen sind sich, zumindest am Anfang, darüber bewußt, daß paradoxerweise gerade diese Einstellung eine Hauptursache ihrer Schwierigkeiten ist.

Ich habe herausgefunden, daß Menschen, die unter Panikattacken leiden, dies zuerst lernen müssen, und daß sie nach einer erfolgreichen Behandlung gelernt haben, sich selbst zu mögen. Sie haben gelernt, das Bild, das sie von sich selbst haben, dem Ideal anzunähern, sind gegenüber sich selbst weniger negativ eingestellt als vor der Behandlung und haben gelernt, sich selbst ein wenig zu lieben.

Menschen, die unter gelegentlichen Panikattacken leiden, haben festgestellt, daß ihre Attacken variabel sind. An einigen Tagen bewältigen sie mühelos eine Situation, die an anderen Tagen größte Angst bei ihnen auslöst, u. U. sogar eine Panikattacke. Dies hängt von verschiedenen Faktoren ab.

Hier ist zunächst die Hintergrundsangst zu nennen. Haben die Betroffenen Sorgen, so ist ihre Angst von daher schon stärker und sie stehen einer Panikattacke näher als im ruhigen, sorgenfreien Zustand. Es bedarf dann mitunter nur noch eines kleinen Anstoßes, der die Angstspirale in Gang setzt und eine Panikattacke auslöst.

Die Verwundbarkeit durch Panikattacken zu einem bestimmten Zeitpunkt hängt darüber hinaus davon ab, welche Gedanken sich die Betroffenen machen. Ist ihre Aufmerksamkeit etwa durch eine interessante Tätigkeit vollständig in Anspruch genommen, so wird der Gedanke an eine Panikattacke keine Chance haben, sich in ihrem Bewußtsein festzusetzen. Haben sie hingegen genügend Zeit, ihren Gedanken nachzuhängen, so werden sich diese früher oder später um eine Panikattacke drehen. ALAN, über den wir auf S. 46 berichteten, sorgte sich darüber, in seiner Firma nicht genügend Arbeit vorzufinden: Er hatte festgestellt, daß er sich immer nur dann ängstlich fühlte, wenn er wenig zu tun hatte, dagegen niemals eine Panikattacke erlebte, wenn er sehr beschäftigt war. Viele weibliche Patienten mittleren Alters, die ich behandelt habe, waren Panikattacken gegenüber besonders anfällig, wenn sie sich langweilten.

≡ Langeweile und Identitätsverlust

Hausfrauen mittleren Alters finden sich am häufigsten unter Patienten mit einer Agoraphobie. Das ist nicht erstaunlich, wenn wir uns vor Augen halten, was wir bis jetzt über Panikattacken gelernt haben.

Zum einen ist gerade diese Gruppe häufig der Langeweile ausgesetzt. Diese Frauen sind den ganzen Tag zuhause, besitzen allerlei nützliche und arbeitssparende Haushaltsgeräte und haben daher genügend freie Zeit. Die Kinder sind entweder in der Schule oder bereits erwachsen und führen ihr eigenes Leben. Einmal pro Woche fahren diese Frauen mit dem Auto in den Supermarkt und kaufen ein. Haben sie darüber hinaus keine Interessen oder Hobbies, so kann dies ihre eigene Identität in Frage stellen. Das Gefühl, Mutter und Ehefrau zu sein, geht ihnen verloren, und dies kann zur »Depersonalisation« führen, d. h. zu dem Gefühl, als reale eigenständige Person nicht mehr zu existieren.

Es ist nur allzu verständlich, daß dadurch Angst erzeugt wird.

Wenn diese Frauen dann auf dem Hintergrund ihrer Langeweile und der Depersonalisation Panikattacken erfahren, ziehen sie sich in ihre Wohnung zurück. Sie können es sich leisten, denn sie müssen ja nicht ausgehen. Sie passen ihr Leben der Krankheit an, so daß sie sich ihrer Panik nicht stellen müssen. Wenn sie das Haus doch einmal verlassen müssen, so tun sie es nicht alleine. Sie geraten dadurch zunehmend in Abhängigkeit von ihrer Familie und erzielen dadurch, paradoxerweise, eine neue Form der Identität: Sie werden mit einem Male als Kranke anerkannt, während sie sich zuvor als ein Niemand fühlten. Manche von ihnen leben so über Jahre hinweg in Abhängigkeit, bar aller Motivation, etwas zu ändern.

Agoraphobie findet man bei Männern seltener als bei Frauen. Es gibt jedoch zunehmend Hinweise darauf, daß viele männliche Alkoholiker deswegen trinken, weil sie dadurch die Angst vor einer Panikattacke verlieren. Auch WALTER (s. S. 40 f.) reagierte so, als seine Panikattacken zum ersten Mal auftraten. Die meisten Männer arbeiten in ihrem Beruf weiter. Im Gegensatz zu Hausfrauen können sie sich daher nicht zuhause einschließen und ihre Probleme vor der Umwelt verbergen. Frauen hingegen können dies relativ leicht, wenn sie keiner Arbeit nachgehen.

≡ Diese Eigenschaften begünstigen das Auftreten von Panikattacken

In aller Regel sind Menschen, die unter Panikattacken leiden, mit sich selbst unzufrieden, ja haben eine Abneigung gegen sich selbst. Diese Unfähigkeit, sich selbst zu mögen, führt dazu, daß sie sich wenig Mühe geben, ihre Panikattacken zu überwinden. Statt dessen schieben sie das Problem vor sich her und vertrösten sich auf den kommenden Tag. Aus dem unbewußten Wunsch heraus, sich selbst zu bestrafen, entstehen Panikattacken sogar bei freudigen Ereignissen, noch mehr aber, wenn sie sich langweilen oder ungenügend beschäftigt sind. Ob sich akute oder gelegentliche Panikattacken entwickeln, hängt von dem Ausmaß der allgemeinen Ängstlichkeit ab und von den Sorgen, denen der Betroffene zu einem bestimmten Zeitpunkt ausgesetzt ist.

Der folgende Test erlaubt Ihnen, sich selbst einzuschätzen und herauszufinden, inwieweit die genannten Charakteristika auf Sie zutreffen. Sich selbst zu kennen ist eine wichtige Voraussetzung dafür, mit sich selbst zurechtzukommen. Ich habe meine Patienten immer wieder darauf hingewiesen, daß es zwar zulässig ist, im Verlauf einer Psychotherapie andere über sich selbst zu täuschen, etwas vorzugeben, was man in Wirklichkeit nicht ist. Es hat jedoch keinen Sinn, sich selbst täuschen zu wollen, weil dies die Probleme nur noch verstärkt.

≡ Persönlichkeitstest

Der folgende Test soll Ihnen Aufschluß geben über Charaktereigenschaften, die das Auftreten von Panikattacken begünstigen. Natürlich ist es nicht leicht, mit einem Test zu einer akkuraten Selbsteinschätzung zu kommen. Betrachten Sie ihn daher als eine Richtlinie, als einen Anstoß, über sich selbst nachzudenken. Seien Sie möglichst aufrichtig bei der Beantwortung der Fragen.

1. Sie freuen sich darauf, mit ihrem Ehepartner am Abend auszugehen, als Sie in letzter Minute erfahren, daß Ihr Babysitter krank geworden ist. Was machen Sie?
   a) Sie sagen Ihrem Partner, er soll zuhause bleiben und gehen alleine aus. ☐
   b) Sie bleiben beide zuhause. ☐
   c) Der Partner soll alleine ausgehen, während Sie zuhause bleiben. ☐

2. Sie haben in einer Woche eine wichtige Prüfung abzulegen und müssen die nächsten sieben Tage von morgens bis abends pauken, um zu bestehen. Völlig unerwartet werden Sie von Freunden angerufen und zu einem gemeinsamen Picknick am Strand eingeladen. Was machen Sie?
   a) Sie lehnen die Einladung ab und sagen sich, es ist meine eigene Schuld, daß ich den ganzen Tag arbeiten muß. ☐
   b) Sie lassen Ihre guten Vorsätze fahren und verschieben die Arbeit auf später. ☐
   c) Sie sagen zu, nehmen aber etwas Arbeit mit, nachdem Sie sich zuvor versichert haben, daß die anderen keinen Lärm machen und Sie bei der Arbeit nicht stören. ☐

3. Sie haben im Supermarkt einige kleinere Artikel gekauft und stehen nun an der Kasse. Vor Ihnen warten bereits zwei voll beladene Einkaufswagen. Als nun endlich Sie an der Reihe sind, kommt ein junger Mann mit nur einem Gegenstand und bittet Sie, ihn vorzulassen, weil er sonst seinen Bus verpaßt. Was machen Sie?
   a) Sie lehnen ab und weisen ihn darauf hin, daß Sie selbst und alle anderen in der Schlange ebenso in Eile sind. ☐
   b) Sie lassen ihn lächelnd vor und bewundern insgeheim seine Courage. ☐
   c) Sie überlassen ihm höflich Ihren Platz, während Sie innerlich vor Wut über so viel Unverschämtheit und Mangel an Rücksicht kochen. ☐

4. Sie haben für vier erwachsene Personen gekocht und wollen gerade das Essen auftragen, als eine fünfte Person unerwartet auftaucht, die von weit her angereist kommt. Sie wissen, daß das Essen für fünf Personen nicht ausreicht. Was machen Sie?

a) Sie sagen:»Es tut mir leid, ich würde Sie gern zum Essen einladen, aber es reicht nicht für alle.« ☐

b) Sie laden den Neuankömmling freundlich ein zu bleiben, und jeder der Gäste einschließlich Ihnen bekommt etwas weniger zu essen. ☐

c) Sie geben vor, gerade eine Diät zu machen und überlassen dem Neuankömmling Ihre eigene Mahlzeit. ☐

5. Statt in den lang ersehnten Urlaub zu fahren, mußten Sie sich wegen einer akuten Blinddarmentzündung operieren lassen. Was machen Sie?

a) Sie machen das Beste aus Ihrem Krankenhausaufenthalt, lesen einige Bücher und versuchen mit anderen Patienten Freundschaft zu schließen. ☐

b) Sie blicken auf all die kranken Leute und sagen sich, wieviel glücklicher Sie selbst doch sind. ☐

c) Sie liegen in Ihrem Bett und denken, warum es gerade Sie getroffen hat, und erwarten mitfühlendes Verständnis von Krankenschwestern und Besuchern wegen Ihres ausgefallenen Urlaubs. ☐

6. Sie sind auf einer Party und gewinnen bei einer Verlosung eine Tafel Milchschokolade. Ein anderer Gast, der eine Tafel Zartbitterschokolade gewonnen hat, fragt Sie, ob Sie Zartbitterschokolade mögen. Sie bejahen dies, ohne den Grund seiner Frage zu erraten. Sie mögen zwar Zartbitterschokolade, Milchschokolade ist Ihnen aber lieber. Der andere Gast fragt Sie nun, ob Sie bereit wären, die Schokolade mit ihm zu tauschen. Was machen Sie?

a) Sie lehnen ab und weisen ihn darauf hin, daß Sie, wenn Sie Zartbitterschokolade gewollt hätten, nicht die Milchschokolade genommen hätten. ☐

b) Sie tauschen die Tafeln höflich aus, denn es war ohnehin nur ein Zufall, daß Sie einen Preis gewonnen haben. ☐

c) Sie ärgern sich ungemein. Trotzdem lächeln Sie und sind mit dem Tausch einverstanden. ☐

7. Wegen eines wichtigen Vorstellungsgespräches müssen Sie sich neu einkleiden. Sie nehmen einen Freund zum Einkauf mit und finden auch etwas Passendes zum Anziehen, was allerdings nicht

Ihrem üblichen Stil entspricht. Ihrem Begleiter gefällt dies nicht, er ist der Meinung, daß es nicht zu Ihnen paßt. Was machen Sie?

a) Sie verlassen sich auf Ihr eigenes Urteil und kaufen das Kleidungsstück. ☐

b) Sie verlassen sich auf das Urteil Ihres Freundes und entschließen sich, etwas anderes zu kaufen, das besser zu Ihrem Stil paßt. ☐

c) Sie kaufen das Kleidungsstück, machen sich aber hinterher deswegen Vorwürfe oder hängen es ungetragen in den Schrank. ☐

8. Sie arbeiten in einem Beruf, in dem Sie die ersten Jahre nur wenig verdienen. Nach einigen Jahren der Einarbeitung aber werden Sie wesentlich mehr Geld verdienen als alle Ihre Freunde. Zur Zeit aber können Ihre Freunde für Kleider und Ferien wesentlich mehr Geld ausgeben als Sie. Was machen Sie?

a) Sie sparen, um sich gelegentlich das kaufen zu können, was Sie sich wünschen. ☐

b) Sie geben sich damit zufrieden und trösten sich mit dem Gedanken, daß dieser Zustand nur wenige Jahre dauern wird. ☐

c) Sie haben es gründlich satt und ärgern sich darüber, daß Ihre Freunde mehr Geld verdienen als Sie. ☐

9. Ihre alte Mutter liegt im Sterben. Sie möchte gern zuhause sterben, was allerdings eine große Belastung für Sie bedeutet. Was machen Sie?

a) Sie erfüllen ihr den Wunsch und versuchen, ihr die letzten Tage so angenehm wie möglich zu machen. ☐

b) Sie denken darüber nach, wie sehr Sie ihre Mutter vermissen werden, wie ungerecht das Leben doch ist und weinen sich an ihrem Bett aus. ☐

c) Sie sagen den anderen Verwandten, daß Sie Ihrer Mutter unmöglich helfen können, weil Sie dies alles viel zu sehr aufregt. ☐

10. In Ihrem Haus steht eine Reparatur an. Sie müssen einige Stunden dafür einplanen. Was machen Sie?

a) Sie führen die Reparatur sofort aus, damit Sie sie hinter sich haben und vergessen können. ☐

b) Sie verschieben die Reparatur aufs nächste Wochenende und vergessen sie dann, weil Ihnen immer etwas Interessantes dazwischenkommt. ☐

c) Sie nehmen es sich fest vor, finden dann aber alle möglichen Entschuldigungen, um es doch nicht zu tun, weil Sie im Grunde gar nicht die Absicht haben. ☐

═══ Zu Ihren Antworten

Übertragen Sie Ihre Antworten nun in die untenstehenden Kästchen. Achten Sie aber darauf, daß Sie bei jeder Frage nur eine Antwort ankreuzen.

Ihre Interessenlage

	a	b	c
1	☐	☐	☐
3	☐	☐	☐
4	☐	☐	☐
6	☐	☐	☐

Sie haben hauptsächlich a) angekreuzt:
Als eine Person, die ihre Interessen gut durchsetzen kann, gehören Sie wahrscheinlich nicht zum Personenkreis derer, die unter Panikattacken leiden. Vielleicht wäre es an der Zeit, die Dinge auch mal von einem anderen Standpunkt als Ihrem eigenen zu betrachten.

Sie haben hauptsächlich b) angekreuzt:
Sie halten Ihre eigenen Belange für genauso wichtig oder unwichtig wie die Belange anderer Personen. Falls Sie unter Panikattacken leiden, wird Sie das Gefühl, sich selbst nicht zu mögen, in Ihrer Anstrengung, das Leiden zu überwinden, nicht behindern.

Sie haben hauptsächlich c) angekreuzt:
Nach außen geben Sie sich mitfühlend, doch stimmt diese Haltung nicht mit Ihren inneren Gefühlen überein. Manchmal sind Sie zu anderen Leuten nur deshalb freundlich, weil Sie Angst haben, Ihre wahren Gefühle zu zeigen. Der Ärger, den Sie nicht zeigen können, kehrt sich dann gegen Sie selbst. Falls Sie unter Panikattacken leiden, gefährden Sie den Erfolg einer Behandlung durch Ihr Gefühl, diesen Erfolg nicht zu verdienen. Versuchen Sie ehrlich zu sein in Ihren Gefühlen gegenüber anderen und gegenüber sich selbst.

Positives Denken

	a	b	c
5	☐	☐	☐
8	☐	☐	☐
9	☐	☐	☐
10	☐	☐	☐

Sie haben hauptsächlich a) angekreuzt:
Sie sind in der Lage, nach vorn zu blicken und das Beste auch aus der schwärzesten Situation zu machen. Mit dieser Einstellung sollten Sie in der Lage sein, Ihre Panikattacken zu überwinden.

Sie haben hauptsächlich b) angekreuzt:
Sie versuchen positiv zu sein, es gelingt Ihnen allerdings nicht immer. Betrachten Sie sich die a-Antworten und versuchen Sie, Ihr Leben in diese Richtung zu verändern.

Sie haben hauptsächlich c) angekreuzt:
Lesen Sie die nicht angekreuzten Antworten und versuchen Sie Ihre Einstellung in eine positivere Richtung zu verändern. Sie gewinnen nichts, wenn Sie sich so vollkommen Ihrer Verzweiflung hingeben. Wenn Sie unter Panikattacken leiden, werden Sie keine großen Fortschritte machen, solange Sie nicht versuchen, ein wenig mehr Hoffnung zu zeigen.

Selbstbewußtsein

	a	b	c
2	☐	☐	☐
7	☐	☐	☐
10	☐	☐	☐

(Anmerkung: Es ist kein Irrtum, daß Frage 10 hier zum zweiten Mal erscheint!)

Sie haben hauptsächlich a) angekreuzt:
Sie scheinen sich selbst recht gut zu kennen. Sie sind weder herrisch noch dominierend; wenn Sie einmal eine Entscheidung getroffen haben, dann stehen Sie auch dazu. Wenn Sie sich erstmal dazu entschlossen haben, Ihre Panikattacken zu überwinden, stehen Ihre Chancen recht gut.

Sie haben hauptsächlich b) angekreuzt:
Sie schätzen das Vergnügen. Wenn Sie sich zu etwas entschlossen haben, so bereitet es Ihnen keine großen Schwierigkeiten, Ihren Entschluß zu ändern, falls etwas dazwischenkommt. Zweifellos geraten Sie häufig in Schwierigkeiten, weil Sie die Dinge zwar mit den besten Absichten beginnen, sie aber nicht zu Ende führen. Dieses Verhalten findet man nicht häufig bei Menschen, die unter Panikattacken leiden, es sei denn, ihre Neigung, die Dinge nicht rechtzeitig zu Ende zu bringen, wird zur Auslöseursache von Angst.

Sie haben hauptsächlich c) angekreuzt:
Sie müssen lernen, entscheidungsfreudiger zu werden. Sie sind ein kluger Mensch, der weiß, daß es nicht immer falsch ist, auf den Ratschlag anderer zu hören. Ihr Problem besteht jedoch darin, daß Sie sich nicht entscheiden können, ob Sie solche Ratschläge annehmen sollen oder nicht. Sie müssen entschiedener gegenüber sich selbst sein. Versuchen Sie, zu Ihren Entscheidungen zu stehen. Das wird Ihnen dabei helfen, Ihre Panikattacken zu überwinden. Unentschlossenheit kann Angst auslösen, und wir alle wissen, wohin das führen kann.

Persönlichkeitseinschätzung

Die vorstehenden Fragen haben den Sinn, Ihnen zu zeigen, wie Sie in Streßsituationen reagieren. Sie sollten nun in der Lage sein, aufgrund Ihrer Antworten Ihr ganz persönliches Verhaltensmuster in solchen Situationen zu erkennen.

Personen, die hauptsächlich a) ankreuzen, nehmen ihr Geschick meistens selbst in die Hand und sind mit geringer Wahrscheinlichkeit Panikattacken ausgesetzt.

Jene, die vor allem b) ankreuzen, lassen Entscheidungen für sich häufig von anderen treffen. Auch bei ihnen ist es eher unwahrscheinlich, daß sich Panikattacken einstellen.

Jene, die hauptsächlich c) ankreuzen, sind enttäuscht über ihre eigene Unfähigkeit, ihre Wünsche und Bedürfnisse auszudrücken. Diese Charaktereigenschaft findet man häufig bei Menschen, die unter Panikattacken leiden.

Selbstverständlich kann man die Menschen nicht in solche Kategorien pressen und von ihnen erwarten, daß sie sich in allen Situationen und unter allen Umständen entsprechend dieser Einschätzung verhalten. Das heißt, auch Personen, die in den Antwortkategorien a) und b) angesiedelt sind, können mitunter Panikattacken ausgesetzt sein.

Flucht

Wie ich bereits am Anfang dieses Buches geschrieben habe, fürchten sich Menschen mit Panikattacken ganz besonders vor Attacken in der Öffentlichkeit, sie haben Angst, sich zu blamieren. Fühlen sie daher den Beginn einer drohenden Attacke an einem öffentlichen Ort, so versuchen sie dieser Situation zu entkommen. Sobald ihnen das gelungen ist, d. h. sobald sie sich der Aufmerksamkeit der Öffentlichkeit nicht mehr ausgesetzt fühlen, entspannen sie sich, und es gelingt ihnen, ihre Angst unter Kontrolle zu bringen. Sobald der Druck von ihnen genommen ist, schwindet auch die Gefahr einer Panikattacke.

Unter diesen Voraussetzungen ist es verständlich, daß gerade Menschen, die unter gelegentlichen Panikattacken leiden, sich selbst möglichst nur in solche Situationen begeben, aus denen sie leicht entkommen können. Im Kino oder im Theater beispielsweise nehmen sie am Rande der Sitzreihe Platz. Sie vermeiden es, öffentliche Verkehrsmittel zu benutzen und fahren dafür lieber mit dem eigenen Auto. Zugreisen bereiten ihnen weniger Probleme als Busfahrten, weil sie sich dort weniger eingesperrt fühlen und sie sich im Zug, nicht aber im Bus, in die Toilette flüchten können. Manche haben besondere Fluchtmethoden entwickelt, die so lange helfen, als die Betroffenen an sie glauben. Beispiele dafür haben wir in den Kapiteln auf S. 24 und S. 32 besprochen.

Flucht bedeutet jedoch nicht nur, daß man einer bestimmten unangenehmen Situation entkommt, sondern auch, daß man für dieses Verhalten eine plausible Erklärung geben kann. Menschen, die unter Panikattacken leiden, neigen dazu, nur widerstrebend von ihrem Problem zu berichten. Häufig weiß nur die ihnen am nächsten stehende Person, von der sie sich auch abhängig fühlen und deren Unterstützung sie bedürfen, wie es tatsächlich um sie steht. Es überrascht nicht, daß es in vielen Fällen sogar diesen Vertrauten nicht gelingt, die wahre Natur der Panikattacken zu verstehen, zumal gewöhnlich nicht einmal die Betroffenen selbst in der Lage sind, die Ursachen ihrer Panikattacken zu ergründen.

Manchmal versuchen die Betroffenen, nahestehenden Personen ihre mißliche Lage zu erklären. Wenn sie jedoch bei einer öffentlichen Veranstaltung plötzlich die Flucht ergreifen müssen, um sich vor einer drohenden Panikattacke zu retten, dann werden sie dies eher entschuldigen als erklären. Geschieht dies häufig, so kann es Probleme geben. Es klingt beispielsweise mit der Zeit verdächtig, wenn ein Mann wiederholt in aller Eile ein Lokal verläßt mit der Begründung, er fühle sich nicht wohl. Gelegentliche Vorfälle dieser Art erregen kein besonderes Interesse bei der Umwelt. Häufigere jedoch sind verdächtig.

So werden mit der Zeit zahlreiche Entschuldigungen konstruiert, um die Peinlichkeit der augenblicklichen Situation zu überspielen, so z.B. man müsse kurz hinaus, weil man vergessen habe, am Auto das Licht auszuschalten. In der Tat klingt jede Entschuldigung besser als: »Entschuldigen Sie mich bitte für einen Augenblick, ich habe eine Panikattacke.« Ich habe noch nie jemand getroffen, der so ehrlich gewesen wäre, zumindest nicht vor Beginn der Behandlung. Allerdings ist dies eine Methode, Panikattacken unter Kontrolle zu bekommen.

Dies erinnert mich an eine meiner eigenen Erfahrungen. Es geschah während meiner Studienzeit und änderte meine Einstellung gegenüber Menschen mit gelegentlichen Panikattacken.

▬ Praktisches Beispiel: Angst als Entschuldigung

Alle zwei Wochen mußten wir an einem Seminar teilnehmen. Diese Seminare wurden von einem Lehrer und etwa einem Dutzend Studenten besucht, die zusammen an einem großen runden Tisch saßen. Dabei ging es recht ungezwungen zu. In der Regel hatte einer der Studenten ein kurzes Referat vorbereitet, das sich auf irgendein Thema des Unterrichts bezog und von ihm laut vorgelesen wurde. Danach diskutierten wir über die verschiedenen Gesichtspunkte und jeder brachte seine Meinung ein. Die Diskussion verlief relativ ungezwungen, und jeder konnte sagen, was er wollte. Dennoch war es offensichtlich, daß unser Lehrer von jedem Studenten erwartete, daß er sich mit irgendeinem Beitrag zumindest einmal zu Wort meldete. Mein Problem war, daß mir bei diesen Diskussionen nie etwas einfiel, das es mir wert schien, ausgesprochen zu werden. Kam mir einmal eine Idee, so verwarf ich sie sogleich wieder, erschien sie mir doch als kein wertvoller Beitrag für unsere Diskussion.

Kam ich hin und wieder doch zu dem Ergebnis, mein Kommentar sei es wert, ausgesprochen zu werden, dann stellte ich mit Erstaunen fest, daß dieses kritische Abwägen und Überlegen so lange gedauert hatte, daß die Diskussion schon längst fortgeschritten war. Dies führte dazu, daß ein Seminar nach dem anderen vorüberging, ohne daß ich mich zu Wort gemeldet hätte.

Nach einigen Seminaren vollkommenen Stillschweigens meinerseits geriet ich in Verzweiflung. Obwohl ich wußte, daß ich den Lehrer durch mein Schweigen nicht gerade beeindruckte, konnte ich mich nicht dazu überwinden, irgendetwas zu sagen, von dem ich glaubte, es sei doch bloß Unsinn. Eines Tages ertappte ich mich während des Seminars bei dem

Gedanken »Was, wenn nun eine Panikattacke beginnt?« Ich beruhigte mich mit dem Gedanken, jederzeit den Raum verlassen zu können: Ich könnte ja sagen, es sei mir unwohl. Aber was, wenn es immer und immer wieder geschehen würde? Schließlich könnte ich nicht immer die gleiche Entschuldigung vorbringen, ohne daß die Leute Verdacht schöpfen würden.

Ich mußte erkennen, daß diese Furcht, ich könne »ausrasten«, nichts weiter als eine Entschuldigung dafür war, im Seminar nicht reden zu müssen, mich aus einer Umgebung entfernen zu können, in der ich mich zutiefst unwohl fühlte. Sobald ich dies erkannt hatte und mir sagen konnte, daß meine Angst vor einer Panikattacke unbegründet war, daß sie mir vielmehr in einer unangenehmen Lage als Mittel zum Zweck diente, wich diese und kehrte selbst dann nicht wieder, wenn ich nichts zu sagen hatte.

Häufig konnte ich auch bei meinen Patienten feststellen, daß Menschen, die unter Panikattacken leiden, den Gedanken an eine Attacke als Entschuldigung nutzten, um etwas nicht tun zu müssen, das sie nicht tun wollten.

Emotionale Panik

Das Gefühl, in einer Falle zu sitzen, etwa im Kino in der Mitte einer Sitzreihe, kann Panik hervorrufen. Das Gefühl, gefangen zu sein, kann rein emotional, aber auch physisch bedingt sein. So können Panikattacken in einer schweren Ehekrise entstehen, wenn sich ein Partner in der Beziehung quasi gefangen fühlt und keine Möglichkeit sieht, daraus zu entkommen.

Als JANICE zum ersten Mal zu mir kam, schilderte sie genau dieses Gefühl. Die ständigen Auseinandersetzungen mit ihrem Ehemann gaben ihr das Gefühl, in der ausweglosen Situation ihrer Beziehung gefangen zu sein. Ihre Panikerkrankung wurde wieder hoch akut, als es in ihrer Ehe knisterte. Sie erzählte mir von ihrer Abneigung, zusammen mit ihrem Ehemann im Auto zu fahren: Kam es zu einer Auseinandersetzung zwischen ihnen, so hatte sie keine Möglichkeit, davonzulaufen – das Ergebnis war Panik. Auch zwei andere Ehefrauen, die meinen Rat suchten, waren über den Mangel an Verständnis und Toleranz bei ihren Ehemännern verbittert. Als einer dieser Ehemänner von mir über den Mechanismus der Panikattacken aufgeklärt worden war, änderte sich seine Einstellung gegenüber der Krankheit seiner Frau vollkommen. Sie wiederum wurde wesentlich ruhiger, und es gelang ihr schließlich, ihre Panikattacken unter Kontrolle zu bringen und ihre Krankheit zu überwinden.

Panik und Freude

Es gibt seit kurzem eine neue Theorie, die auf dieses paradoxe Phänomen eine Antwort versucht. Einfach ausgedrückt lautet sie folgendermaßen: Erregbarkeit ist eine menschliche Eigenschaft, die einem Kontinuum gleicht. Sie reicht von einem niedrigen Erregungsgrad auf der einen Seite bis zu einem Grad höchster Erregung auf der anderen. Befindet sich ein Mensch im Zustande niedriger Erregung, so kann sich dies in Form von Entspannung oder Langeweile äußern. Befindet er sich hingegen im Zustand höchster Erregung, so sind auch hier wiederum zwei Formen denkbar: Freude oder Furcht. Genauso wie niedrige Erregung entweder als angenehm (Entspannung) oder unangenehm (Langeweile) empfunden werden kann, äußert sich der Zustand höchster Erregung als Freude (angenehm) oder Furcht (unangenehm). Die o. g. Theorie nun postuliert, daß bei einigen Menschen (unter ihnen solche mit Panikattacken) angenehme Gefühle plötzlich in unangenehme umschlagen, da Freude und Furcht sowie Entspannung und Langeweile dicht nebeneinanderliegen. Jene Panikkranken, die darüber klagen, daß plötzlich einsetzende Panik ihnen die Freude verdirbt, vollziehen genau diesen plötzlichen Umschlag von angenehm zu unangenehm. Im folgenden Diagramm wird dies anschaulich dargestellt.

Es gibt auch die Ansicht, daß viele Leute die Welt eher durch eine negative als durch eine positive Brille betrachten. Gehören Menschen, die unter Panikattacken leiden, zu ihnen? Wir alle kennen Menschen, die die Herausforderung suchen. Sie tun Dinge, vor denen wir zurückschrecken würden. Sie fühlen Freude, wo andere nur Furcht empfinden. Auch dies zeigt, wie nah Freude und Furcht beieinanderliegen und daß es nicht immer auf die äußeren Umstände, sondern auf das Individuum und dessen erlernte Art und Weise zu empfinden ankommt. Auf die Möglichkeiten, wie wir unsere Art zu denken ändern können, wie wir die negative Brille, durch die viele von uns die Welt betrachten, austauschen können, werden wir im letzten Kapitel dieses Buches auf S. 141 näher eingehen.

Seien Sie ehrlich zu sich!

Nachdem wir die Ursachen untersucht haben, aus denen heraus Panikattacken entstehen, und die charakteristischen Eigenschaften besprochen haben, die das Auftreten von Panikattacken begünstigen, haben Sie vermutlich die Natur dieser Erkrankung, aber auch sich selbst besser kennengelernt. Bevor wir jedoch zum nächsten Teil dieses Buches übergehen, empfehle ich Ihnen, die folgenden 16 Fragen durchzuarbeiten und Ihre Antwort einzufügen, wo immer es Ihnen möglich erscheint.

Theorie vom Umschlag der Gefühle (Reversionstheorie)

niedriger Erregungsgrad	. . . .	hoher Erregungsgrad
	angenehm	
Entspannung		Freude
	unangenehm	
Langeweile		Furcht

Wird eine Situation als *angenehm* empfunden:
niedriger Erregungsgrad = Entspannung
hoher Erregungsgrad   = Freude

Wird eine Situation als *unangenehm* empfunden:
niedriger Erregungsgrad = Langeweile
hoher Erregungsgrad   = Furcht

Da wir es selbst in der Hand haben, wie wir eine Situation betrachten, können wir auch die Gefühle ändern, welche diese Situation bei uns hervorruft.
Die guten Seiten zu sehen führt zu angenehmen Gefühlen.
Die schlechten Seiten zu sehen führt zu unangenehmen Gefühlen.

Seien Sie dabei ehrlich; versuchen Sie nicht, sich selbst zu betrügen. Sie müssen Ihre Motive und Ihr Verhalten ehrlich hinterfragen. Ihr Unterbewußtsein kennt Sie viel zu gut, als daß es sich von vordergründigen Entschuldigungen täuschen ließe. Wenn Sie es wirklich ernst meinen mit Ihren Bemühungen, sich selbst besser zu verstehen und mit Ihren Panikattacken fertigzuwerden, müssen Sie anfangen, ehrlich mit sich selbst zu sein.

Wenn Sie das Gefühl haben, daß Ihre Panikattacken es nicht wert sind, sich dieser Mühe zu unterziehen, so schlage ich Ihnen vor, daß Sie dieses Buch zuschlagen und zur Seite legen bis zu dem Tag, an dem Sie soweit sind. Es wird Ihnen nicht gelingen, Kontrolle über sich selbst zu gewinnen, solange Sie nicht vollkommen dazu motiviert sind. Dieser Mangel an Motivation ist kein Verbrechen, und es gibt keinen Grund, weshalb Sie sich deswegen schuldig fühlen sollten.

Lassen Sie den Dingen ihren Lauf. Eines Tages werden Sie soweit sein, vielleicht dann, wenn Sie es am wenigsten erwarten.

≡ Fragen zu Ihrer Krankheitsgeschichte

Wenn Sie in einer Klinik aufgenommen werden, so wird in einem Erstinterview die Anamnese, die Geschichte Ihrer Krankheit, erhoben. Sie dient dazu, den Arzt oder Psychologen mit Hintergrundinformation zu versorgen und hilft Ihnen selbst, die Entwicklung Ihrer Schwierigkeiten herauszuarbeiten. Viele Leute denken nie darüber nach, wie ihre eigenen Probleme im Detail entstanden sind. Die eigenen Schwierigkeiten einem anderen erklären zu müssen, führt häufig dazu, daß man selbst eine tiefere Einsicht gewinnt.

Versuchen Sie nun auf dem Hintergrund dessen, was Sie über Panikattacken in diesem Buch gelernt haben, die folgenden Fragen ehrlich zu beantworten. Die Antworten werden Ihnen helfen, sich selbst besser zu erkennen und Ihre eigene Krankheitsgeschichte darzustellen.

Machen Sie einfach ein Kreuz dort, wo es Ihnen angebracht erscheint. Sie können dabei durchaus auch mehrere Antworten ankreuzen. Am Ende jeder Frage ist noch etwas Platz, damit Sie selbst Angaben einfügen können, die Ihnen wichtig erscheinen.

Heutiges Datum: . . . .

1. **Versuchen Sie sich an Ihre allererste Panikattacke zu erinnern.**
   Wie lange liegt sie zurück?
   Weniger als einen Monat ☐
   1 bis 6 Monate ☐
   7 bis 12 Monate ☐
   1 bis 3 Jahre ☐
   3 bis 5 Jahre ☐
   mehr als 5 Jahre ☐

2. **An welchem Ort trat diese Panikattacke auf?**
   In einem Geschäft ☐
   Bei einer öffentlichen Veranstaltung ☐
   In einem öffentlichen Verkehrsmittel ☐
   Während eines Gottesdienstes ☐
   Auf der Straße ☐
   Im Urlaub ☐
   An einem anderen Ort. Wo?. . . . .

3. Mit wem waren Sie damals zusammen?
Mit Vater oder Mutter   ☐
Mit Bruder oder Schwester   ☐
Mit einem Freund   ☐
Mit einem Kind   ☐
Mit niemandem   ☐
Mit einer anderen Person. Mit wem?. . . . .

4. Wie fühlten Sie sich am Tag vor der ersten Attacke?
Besorgt   ☐
Übel   ☐
Schwanger   ☐
Ängstlich   ☐
Sehr sehr müde, unter Spannung wegen Ihrer bevorstehenden
monatlichen Regelblutung   ☐
Anders, wie?. . . . .

5. Was geschah, als die Panikattacke einsetzte?
Sie verließen Ihren Platz   ☐
Sie gingen nach Hause   ☐
Sie setzten sich irgendwo hin   ☐
Irgend etwas anderes, was?. . . . .

6. Worauf haben Sie sich besser gefühlt?
Nachdem Sie die Umgebung gewechselt hatten   ☐
Nachdem Sie einen Schluck Wasser getrunken hatten   ☐
Nachdem sich jemand um Sie gekümmert hatte   ☐
Durch Einnahme eines Beruhigungsmittels   ☐
Durch irgend etwas anderes, wodurch? . . . .

**7. Haben Sie nach dieser ersten Panikattacke vermieden,
in ähnliche Situationen zu geraten?**
Ja   ☐
Nein   ☐
Wenn ja, welche Situationen haben Sie gemieden? . . . .
. . . .

8. Falls Sie Frage 7 mit »Ja« beantwortet haben:
Wie lange haben Sie diese Situation vermieden?
. . . .
Vermeiden Sie diese Situation auch heute noch?   ☐

9. **Falls Sie die Frage 7 mit »Nein« beantwortet haben:**
Trat, als Sie das nächste Mal in die gleiche Situation kamen, erneut eine Panikattacke auf?
Ja ☐
Nein ☐

10. **Falls Sie zu den Menschen gehören, die die erste Phase ihrer Panikattacken bereits überstanden haben, haben Sie dann eine Vorstellung, wodurch dies gelang?**
Indem Sie die panikauslösende Situation für eine Weile mieden ☐
Indem Sie sich sehr zusammennahmen ☐
Sie können keinen Grund angeben ☐
Irgend etwas anderes hat Ihnen dabei geholfen: was? . . . .

11. **Wann kehrten Ihre Panikattacken zurück?**
Vor weniger als einem Monat ☐
Vor ein bis zwei Monaten ☐
Vor drei bis sechs Monaten ☐
Vor mehr als sechs Monaten ☐

12. **Als Ihre Panikattacken erneut auftraten, ängstigten Sie sich zu diesem Zeitpunkt über**
ein Kind, das unterwegs war ☐
eheliche Probleme ☐
Ihren Arbeitsplatz ☐
Ihre Kinder ☐
irgend etwas anderes: . . . .

13. **Was taten Sie gegen Ihre Panikattacken zu jenem Zeitpunkt?**
Sie gingen zu Ihrem Hausarzt ☐
Sie ignorierten Ihre Panik und versuchten, so weiterzumachen wie bisher ☐
Sie blieben zuhause ☐
Sie taten etwas anderes; was? . . . .

14. **Warum wiederholten sich Ihrer Meinung nach Ihre Panikattacken?**
Aufgrund einer körperlichen Erkrankung ☐
Sie fühlten sich übermüdet ☐
Sie wissen nicht, warum ☐
Aus einem anderen Grund, welcher ist das? . . . .

15. Haben Sie den Grund für Ihre Panikattacken bis zu dieser Stelle in diesem Buch entdeckt?

Falls nicht, was ist Ihrer Meinung nach der Grund
für Ihre Panikattacken? . . . .
. . . .

16. Was denken Ihrer Meinung nach die Ihnen nahestehenden Personen über Sie und Ihre Panikerkrankung?

Sie halten Sie für verrückt   ☐

Sie glauben, Sie müßten sich nur mehr zusammenreißen   ☐

Sie zeigen Verständnis   ☐

Sie zeigen Sympathie   ☐

Sie geben sich ungeduldig   ☐

Sie verhalten sich anders, wie? . . . .

Sonstige Bemerkungen:

Teil II

Wie man mit Panikattacken fertig wird

Nachdem wir uns im ersten Teil dieses Buches mit Ursachen und Hintergründen von Panikattacken beschäftigt haben, werde ich nun einige angemessene und praktikable Möglichkeiten vorstellen zu ihrer Überwindung.

In unserer Gesellschaft gibt es die Verhaltensweise, auf Krankheit mit Passivität zu reagieren. Wenn wir uns beispielsweise ein Bein brechen, begeben wir uns ins Krankenhaus, legen uns dort ins Bett und warten, bis der Bruch verheilt ist. Untätig warten wir darauf, daß Medizin und Natur ihren Lauf nehmen. Unglücklicherweise erstreckt sich diese traditionell passive Rolle des Patienten auch auf psychische Erkrankungen und ist leider auch dort zu bemerken, wo es besonders unangebracht erscheint: bei der Behandlung emotionaler Probleme.

Die wenigsten Menschen mit Problemen unternehmen wirkliche Anstrengungen in Richtung Selbsthilfe. Es ist ihnen viel lieber, gegen ihre Angst oder ihre Depression einige Pillen einzunehmen. Doch obwohl Medikamente bei der Behandlung psychischer Erkrankungen eine wichtige Rolle spielen, gerade auch in der Behandlung von Panikattacken in ihrer schlimmsten Form, gewähren sie doch keine dauerhafte Lösung psychischer Probleme.

Es sei an dieser Stelle nochmals daran erinnert, daß das Ziel dieses Buches darin besteht, Menschen zu helfen, die unter Panikattacken leiden. Es will dazu beitragen, Natur und Ursachen von Panikerkrankungen besser verstehen zu lernen. Das bedeutet aber auch, daß nicht alle Ratschläge, die in diesem Buch gegeben werden, sofort und immer für jeden Betroffenen anwendbar sind. Es ist unmöglich, in diesem Buch auf den Einzelfall und seine individuellen Bedürfnisse zugeschnittene Psychotherapie anzubieten. Um so wichtiger ist es, daß Sie die Ratschläge genau befolgen in bezug auf Schritte, die Sie unternehmen oder, wichtiger noch, nicht unternehmen sollten.

Die meisten Menschen, die unter Panikattacken leiden, empfinden es als sehr erleichternd, wenn es ihnen im Lauf der Therapie gelingt, über ihre eigene mißliche Situation zu lachen. Das ist jedoch nicht zwingend notwendig. Allerdings ist die Fähigkeit, über sich selbst lachen zu können, ein wichtiger Hinweis dafür, daß die allgemeine Spannung nachläßt, die im Zusammenhang mit Panikattacken auftritt. Eine solche Entwicklung kann auf lange Sicht nur vorteilhaft sein.

Bleiben Sie bei all Ihren Bemühungen realistisch, versuchen Sie nicht zu rennen, bevor Sie das Gehen erlernt haben und halten Sie sich dabei ruhig an folgenden Rat: Wenn Sie das Gefühl haben, daß Ihnen irgendetwas hilft, dann tun Sie es.

Die ersten Schritte auf dem Weg zur Besserung

Wenn Sie das Kapitel ›Verlaufsmuster von Panikattacken‹ aufmerksam durchgelesen haben, sollten Sie nun in der Lage sein, anzugeben, welcher Typus von Panikattacken bei Ihnen vorliegt. Es folgt jetzt eine Beschreibung der charakteristischen Symptome der beiden wichtigsten Formen, verbunden mit Ratschlägen zur geeigneten Behandlung. Es kommt also darauf an, in welcher Phase Sie sich augenblicklich befinden, unabhängig davon, welche Phase Sie bereits in der Vergangenheit durchlebt haben.

Die akute Phase

Falls Sie sich augenblicklich in der akuten Phase einer Panikattacke befinden, so ist Ihr allgemeiner Angstpegel konstant hoch. Sie haben ständig Angst, wissen jedoch nicht genau, wovor. Sie kommen nicht zur Ruhe, sind nicht in der Lage sich zu konzentrieren und schlafen schlecht. Sie haben vermutlich Angst vor dem Alleinsein und wünschen sich rund um die Uhr jemanden in Ihrer Nähe. Gewöhnlich hat diese Angst eine Ursache. In vielen Fällen läßt sich die Ursache dieser Angst erkennen, beispielsweise der schmerzliche Verlust einer geliebten Person. In anderen Fällen dagegen ist sie weniger spezifisch, die Angst ist dann als das Ergebnis einer lang anhaltenden Streßsituation anzusehen.

Gehen Sie zu Ihrem Hausarzt!
Haben Sie das Gefühl, von Ihrer Angst überwältigt zu werden, bedürfen Sie professioneller Hilfe; gehen Sie zu Ihrem Hausarzt. Die Ratschläge zur Überwindung von Panikattacken, wie ich sie auf den nachfolgenden Seiten geben werde, sind für das Stadium Ihrer Erkrankung nicht geeignet. Für Sie ist es vielmehr wichtig, schnelle Linderung Ihres akuten Angstzustandes zu erhalten. Sollten Sie danach immer noch unter Panikattacken leiden, können Sie an dieser Stelle des Buches weiterlesen.

Auch wenn Ihre Panikattacken verschwunden sind und Sie sich von Ihrer exzessiven Angst erholt haben, kann es nur von Vorteil für Ihre weitere Zukunft sein, wenn Sie den restlichen Teil dieses Buches lesen und verstehen. Immerhin ist es möglich, daß sich die Panikattacken irgendwann einmal wieder einstellen. Wenn Sie dann bereits wissen, welche Möglichkeiten der Überwindung Sie haben, kann dies einen beträchtlichen Teil Ihrer Angst nehmen.

≡ Gelegentliche Panikattacken

Zu manchen Zeiten und zu bestimmten Situationen fühlen Sie, wie die Panik in Ihnen aufsteigt. Unabhängig davon, ob dies häufig oder weniger häufig geschieht: Es kommt ungelegen in Situationen, in denen Sie einen guten Eindruck machen wollen. Bei häufigen Attacken haben Sie Ihr Leben wahrscheinlich so darauf eingestellt, daß Sie panikauslösende Situationen möglichst vermeiden. Das größte Problem für Personen, die unter dieser Form von Panikattacken leiden, ist die mangelnde Motivation, an ihrem Zustand etwas zu ändern. Ich habe bereits mehrmals gesagt, daß das Überwinden von Panikattacken nicht leichtfällt. Es ist anstrengend und erfordert festen Willen. Zuviel für so manchen, der sich mit seinen Panikattacken arrangiert hat. Es ist Ihre Entscheidung.

Motivation als Schlüssel zum Erfolg

Es wird sich zeigen, daß der Erfolg bei der Behandlung von Panikattacken um so größer ist, je stärker der Wunsch nach Überwindung vorherrscht. Es muß für einen Betroffenen wichtig sein, seine Panikattacken zu überwinden, das Ergebnis einer Behandlung muß zufriedenstellend sein, soll sich die Anstrengung lohnen. Lassen Sie mich wieder einige Beispiele schildern von Menschen, die ich behandelt habe.

≡ Praktisches Beispiel: Verdrängte Angst wird zur Panik

Bei ROGER hatten sich sehr schnell akute Phasen von Panikattacken eingestellt, nachdem er eines Tages auf dem Nachhauseweg von der Arbeit an der Bushaltestelle zum ersten Mal das Gefühl einer drohenden Ohnmacht gehabt hat. Er war zu jener Zeit ohnehin im Familienkreis besonderen Frustrationen und Ängsten ausgesetzt. Es war dieses hohe Maß an bereits zuvor bestehender Hintergrundangst, das das Auftreten einer akuten Phase begünstigte.

ROGER fühlte sich in seiner Ehe gefangen und von seinem zwei Jahre alten Sohn vereinnahmt, der seine ganze Zeit beanspruchte, wenn er zuhause war. Er versuchte zwar, das Kind bei guter Laune zu halten, häufig jedoch ohne großen Erfolg. Falls ihn sein Sohn doch einmal in Ruhe ließ, war ROGER nicht in der Lage, sich zu entspannen, konnte er doch nicht vorhersagen, wie lange diese Ruhe dauern würde.

Als ROGER's Panikattacken begannen, legte er sich für drei Monate ins Bett. Sein Arzt verschrieb ihm Beruhigungsmittel, aber ROGER erzielte damit keine wirklichen Fortschritte. Gelegentlich gelang es ihm, an seinen Arbeitsplatz zurückzukehren, sein Arbeitgeber bot ihm sogar an, ein Taxi für den täglichen Weg zur Arbeit zu bezahlen, um ROGER die angstvollen Busfahrten zu ersparen. Als sich finanzielle Probleme bei ihm einstellten, war dies die ausschlaggebende Motivation für ihn, das Haus zu verlassen und meine Hilfe aufzusuchen. Ich schlug ihm vor, seine Probleme unter dem Gesichtspunkt ihrer zukünftigen Entwicklung zu besprechen. So würde sich beispielsweise das Interesse des Sohnes an ROGER's Aktivitäten mit zunehmendem Alter verringern. Davon abgesehen mußte sich ROGER nur wenige Stunden mit dem Kind beschäftigen: die Zeit, die zwischen seinem Nachhausekommen und dem Zubettgehen des Sohnes lag. Statt sich durch die Anwesenheit seines Kindes gestreßt zu fühlen, sollte ROGER vielmehr versuchen, sich an seiner Gesellschaft zu erfreuen. Dies allein könnte bereits ausreichen, die spannungsgeladene Atmosphäre zuhause zu lockern. ROGER nahm diese Ratschläge an und stellte fest, daß sie halfen.

ROGER's Fehler war es gewesen, seine Ängste zu verdrängen, statt sie bewältigen zu wollen, bis sich schließlich diese verdrängten Ängste selbst Luft verschafften in Form von Panikattacken.

Auch bei ANNE spielte die Motivation eine große Rolle.

≡ Praktisches Beispiel: Motivation kontra Panik

ANNE, die wir bereits auf S. 26 kennengelernt haben, hatte Angst vor allen möglichen Transportmitteln mit Ausnahme von Zügen (aber auch das nur an guten Tagen) und Autos. ANNE liebte es, Kleider einzukaufen. Eines Tages war sie zusammen mit ihrer Mutter und ihrer Schwester in der Stadt und wollte am Ende ihres Einkaufsbummels ein bestimmtes Kleidungsgeschäft aufsuchen, als die Zeit knapp wurde. Es waren keine Taxis in der Nähe, und die einzige Möglichkeit, dieses Geschäft vor Ladenschluß zu erreichen, bestand darin, die Untergrundbahn zu nehmen. An diesem Tag war ANNES Wunsch, noch vor Ladenschluß dieses Geschäft zu erreichen, größer als ihre Furcht vor einer Panikattacke in der U-Bahn. Sie war fest entschlossen, und tatsächlich trat während der gesamten Fahrt keine Panikattacke auf.

Unglücklicherweise wird ein solch hohes Maß an Motivation in den meisten Alltagssituationen nicht erzielt. Ich muß hinzufügen, daß ANNE's Fähigkeit, ihrer Panik bei der beschriebenen Gelegenheit Herr zu werden, sich nicht auf ihr restliches Leben übertrug. Es fehlte dort das Moment der Belohnung, das die Anstrengung wert gewesen wäre.

Akut-gelegentliche Panikattacken

Ich habe bereits an früherer Stelle dieses Buches darauf hingewiesen, daß sich akute Phasen von Panikattacken häufig in gelegentliche Attacken umwandeln, wenn das ursprünglich hohe Maß an Hintergrundsangst nachläßt. Für diese Fälle gilt das gleiche wie für Panikattacken, die nur gelegentlich auftreten. Offensichtlich aber fällt den Menschen, die auch akute Phasen von Panikattacken kennengelernt haben, die Behandlung leichter als solchen, die nur unter gelegentlichen und leichten Attacken leiden. Sie kennen nämlich das extrem unangenehme Gefühl akuter Attacken und sind deshalb motivierter, davon loszukommen. Menschen hingegen, die akute Phasen nie kennengelernt haben und nur unter gelegentlichen leichteren Attacken leiden, mangelt es häufig an dem festen Wunsch, von ihren Symptomen vollständig loszukommen.

Gelegentlich-akute Panikattacken

Manche Betroffenen leiden über Jahre hinweg unter gelegentlichen Panikattacken, bevor sie ganz plötzlich in die akute Phase quasi hineinkatapultiert werden, häufig ausgelöst durch eine schwere und unerwartete emotionale Umwälzung in ihrem Leben. In solchen Fällen sollten die Panikattacken als akute Phasen angesehen und behandelt werden, um sich danach der evtl. verbleibenden Restsymptomatik in der Art und Weise zuzuwenden, wie dies in den folgenden Kapiteln dieses Buches beschrieben wird.

Besserung der Symptomatik

Kontrolle der Panik

In einem großen Prozentsatz aller Fälle scheint die Symptomatik von alleine zu verschwinden. Der Grund dafür liegt gewöhnlich darin, daß die Betroffenen in angstauslösenden Situationen an die Möglichkeit einer Panikreaktion gar nicht denken, weil ihre Aufmerksamkeit vollkommen von anderen Dingen in Anspruch genommen wird. Unglücklicherweise bedeutet dies nicht, daß die Panikattacken für den Rest des Lebens nicht mehr auftreten. Ich habe einige Patienten erlebt, bei denen nach Jahren der Symptomfreiheit die Attacken, ausgelöst durch emotionale Krisen, wieder aufgetreten waren. Ein solches Wiederaufflammen der Symptomatik stürzt

die Betroffenen in ganz besondere Verzweiflung, haben sie doch lange Zeit in
dem Glauben gelebt, sie seien geheilt.

Sich verlieben ist ebenfalls eine Möglichkeit, die Panikattacken
verschwinden zu lassen – zumindest für einige Zeit. Die Frischverliebten
haben das Gefühl, als ob sie auf Wolken schwebten, sie sind so sehr beschäftigt mit den Gedanken an ihren Partner, daß sie ihre Panikattacken gewissermaßen vergessen. Das Verliebtsein gibt ihnen darüber hinaus das Gefühl, begehrt zu sein und überstrahlt das Gefühl von der eigenen Wertlosig-
keit. Unglücklicherweise kann sich niemand »auf Kommando« verlieben.
Liebe muß erwidert werden, um den gewünschten heilsamen Effekt zu
erzielen. Unerwiderte Liebe hingegen stürzt den Betroffenen in noch größere Verzweiflung und verstärkt bei ihm das Gefühl der eigenen Minderwer-
tigkeit.

Wer in angstauslösenden Situationen mit Panik zu reagieren
pflegt, tut dies auch in wirklich bedrohlichen Situationen. Es gibt jedoch die
Möglichkeit, diese eigene Neigung zur Panik unter Kontrolle zu bringen.
Hat man diese Fähigkeit erst einmal gelernt, ist es unwahrscheinlich, daß
sich bedrohliche akute Phasen wieder einstellen werden, ganz gleich, wie
bedrohlich und provozierend die Situation auch sein möge.

Das folgende Beispiel zeigt dies in besonderer Weise.

═ Praktisches Beispiel: Erfahrungen mit Angst

PAULA war 29 Jahre alt, verheiratet und hatte zwei junge Töchter,
als sie zu mir überwiesen wurde. Ihre akuten Phasen waren das Ergebnis
tiefer Trauer. In kurzer Aufeinanderfolge hatte sie zuerst ihren einzigen
Bruder durch Krebs verloren, danach eine gute Freundin, die an einem
Gehirntumor verstorben war. Nachdem sie sich von diesen schweren Verlu-
sten erholt hatte, verschwanden auch ihre Attacken. Einige Jahre später
schrieb sie mir:

»Ich hatte meine Panikattacken vollständig überwunden und führte etwa zwei Jahre lang ein völlig normales Leben, als ich eine dritte Tochter
zur Welt brachte. Mein Mann lehnte das Baby ab. Unsere beiden anderen
Töchter waren inzwischen in einem Alter, in dem sie nicht mehr der ständigen Aufmerksamkeit ihrer Eltern bedurften. Das Baby bedeutete eine erneute Belastung für unsere Familie. Mein Mann aber sehnte sich nach
Ruhe. Er beklagte sich ständig über diese neue Belastung in seinem Leben
und sagte, er würde sich scheiden lassen, wenn er sich dies finanziell leisten
könne. Ich suchte mir eine Arbeit und engagierte einen Babysitter. Anfangs

war mein Mann damit zufrieden. Wir erweiterten unser Haus, die Scheidung war vergessen. Bald stellte sich jedoch heraus, daß die Probleme nur aufgeschoben waren. Ich wurde zunehmend nervös, machte mir Sorgen. Im Bus auf dem Weg zur Arbeit hatte ich eines Tages wieder eine Panikattacke. Ich konnte daraufhin nicht mehr zur Arbeit gehen, die Dinge verschlechterten sich zusehends. An Weihnachten, ich hatte gerade meinen zweiten Babysitter gefeuert, erlitt ich einen Nervenzusammenbruch am Steuerrad meines Autos.

Ich ließ mich für zwei Wochen krankschreiben und probierte in dieser Zeit alle ›Tricks‹, die ich im Laufe meines Lebens zur Überwindung von Panikattacken gelernt hatte. Es gelang mir einigermaßen, mit meiner Angst fertig zu werden, so daß ich nach zwei Wochen wiederum an meinem Arbeitsplatz erscheinen konnte. Mein erneuter Nervenzusammenbruch hatte meinen Ehemann in vollkommene Verzweiflung gestürzt, so daß er einen Selbstmordversuch unternahm. Ich gab meine Arbeit auf. Alsbald hatte ich das Gefühl, ich müßte verrückt werden. Aber ich wurde damit fertig. Ich wußte genau, daß ich niemals mehr so krank sein würde, wie ich einmal war. Ich hatte gelernt, mit meiner Angst fertig zu werden.«

Das sind die Worte einer sehr tapferen Frau, an die wir uns erinnern sollten, wenn wir Rückschläge erleiden und wiederkehrende Panikattacken uns verzweifeln lassen. Viele von uns haben zumindest Familie oder gute Freunde, die uns unterstützen, auch wenn sie nicht verstehen, was in uns vorgeht. PAULA mußte kämpfen. Sie hatte weder einen Ehemann noch nahestehende Freunde, die in ihrer schwierigen Situation ihr hätten helfen können.

Selbstsicherheit ist wichtig

Am schnellsten wird sich eine Besserung einstellen, wenn Sie die Verantwortung für sich selbst übernehmen und sich nicht darauf verlassen, daß andere die Dinge für Sie erledigen werden. Ich habe bereits erklärt, daß es die eigenen Gedanken sind, die die Angstspirale in Gang setzen, die Betroffenen halten also den Schlüssel zum Erfolg in ihren eigenen Händen. Die Kontrolle über die eigenen Gedanken ist die Voraussetzung für die Bewältigung von Panik. Das ist natürlich leichter gesagt als getan. Man kann dieses Ziel jedoch erreichen, wenn man sich an die folgenden angeführten Ratschläge hält.

Die gebräuchlichste Art der Behandlung von Panikattacken, vor allem der Agoraphobien, bestand bis vor kurzem darin, eine Verhaltenstherapie in Form einer sog. *Desensibilisierung* anzuwenden. Dabei mußte der Betroffene mit Hilfe des Therapeuten eine Liste jener Orte aufstellen, die bei ihm Angst auslösten. Die Namen auf dieser Liste wurden dann in der Reihenfolge ihres angstauslösenden Potentials geordnet, so daß die angstauslösendsten Plätze oben, die am wenigsten angstauslösenden unten standen. Darüber hinaus wurde eine Methode der aktiven Muskelentspannung gelehrt, mittels derer eine bewußte Körperentspannung auf Wunsch möglich war. Danach mußten sich die Betroffenen einer dieser angstauslösenden Situationen aussetzen, gewöhnlich in Begleitung ihres Therapeuten oder einer dafür speziell ausgebildeten Krankenschwester. Das bedeutete, daß sie sich zuerst in die am wenigsten angstauslösenden Situation begeben mußten. Gerieten sie dabei in Panik, so mußten sie versuchen, sich mittels der erlernten Technik zu beruhigen. So wurde ihnen allmählich beigebracht, sich ihrer Angst auszusetzen und nicht davonzulaufen. Sie konnten allmählich lernen, sich immer angstauslösenderen Situationen auszusetzen, bis hin zu jenen Orten und Situationen, die ganz oben in ihrer Liste standen.

Diese Behandlungsstrategie ist sowohl für den Therapeuten als auch für den Patienten sehr zeitaufwendig. Außerdem war die Rückfallrate nach Entlassung aus der Therapie sehr hoch. Das Problem bestand darin, daß sich die Betroffenen niemals für ihre eigene Panik selbst verantwortlich fühlen konnten. Während der gesamten Behandlungszeit wurde ihnen von ihrem Therapeuten gesagt, wann sie sich wie zu fühlen hatten. So kamen sie schließlich zu dem Glauben, ausschlaggebend für den Erfolg sei ihre Folgsamkeit gegenüber dem Therapeuten. Dieser Glaube an den Therapeuten war in manchen Fällen genauso falsch wie der Glaube an das Glas Wasser oder den Schluck Brandy. Wenn es während der Therapie nicht gelang, das Selbstbewußtsein des Patienten zu stärken, kehrten die Betroffenen nach Beendigung der Therapie sehr bald zu ihrem alten Verhalten zurück: Panikattacken stellten sich erneut ein.

Wenn es Ihnen bis zu dieser Stelle des Buches gelungen ist, sich auf Sie selbst und auf niemand anderen sonst zu verlassen, haben sie bereits einen großen Schritt vorwärts zur Überwindung Ihrer Panikattacken getan. Wenn es Ihnen gelingt, von sich selbst ein positiveres Bild zu gewinnen und die angstauslösenden Orte allein aufzusuchen, wird dies einen größeren und dauerhafteren Erfolg bedeuten, als wenn sie dies zusammen mit Therapeuten oder einer anderen Person tun. *Ausreichendes Selbstvertrauen,* die Gewißheit, sich allein auf sich selbst verlassen zu können, wird Sie mit jeder neuen Krise fertigwerden lassen. Verlassen Sie sich jedoch auf eine andere Person, so werden Sie feststellen, daß diese immer dann am wenigsten erreichbar ist, wenn Sie ihrer am meisten bedürfen. Haben Sie Vertrauen!

Wenn Sie erst einmal damit begonnen haben, selbst die Initiative zu ergreifen, sich Ihre eigene Willenskraft nutzbar zu machen, werden Sie erstaunt sein über den Erfolg.

Erziehung zur Selbstbeobachtung

☰ Das Wissen um Hintergründe

Mein Behandlungsprogramm gliedert sich in drei Teile. Den ersten
Teil könnte man mit »Erziehung« überschreiben. Ich habe bereits an früherer Stelle darauf hingewiesen, daß die meisten Menschen zu Beginn ihrer
Behandlung noch glauben, ihre Panikattacken würden spontan und unkontrolliert auftreten. Spontan aber bedeutet, daß die Betroffenen keinen Einfluß auf Beginn oder Verlauf ihrer Panikattacke haben können. Zwar haben
die meisten von ihnen die Erfahrung gemacht, daß ihre Attacken in bestimmten Situationen auftreten, vielleicht auch, daß diese Panikattacken
nur beginnen, nachdem sie sich zuvor ängstlich in Gedanken mit dieser
Möglichkeit beschäftigt haben; dennoch ist den Betroffenen meist nicht klar,
daß sie selbst die Angstspirale in Gang setzen und selbst Ursache dieser
Panikattacke sind. Aus diesem Grunde beginne ich die Behandlung mit der
Frage nach Situationen, in denen keine Panikattacken aufgetreten sind,
und frage dann nach dem Grund hierfür. Gewöhnlich gelingt es dem Patienten sehr leicht, sich an Situationen zu erinnern, in denen keine Panikattacken aufgetreten sind. Die wenigsten jedoch können Gründe angeben. Danach versuche ich ihnen den Mechanismus von Panikattacken zu erklären,
in der Art, wie ich es Ihnen im ersten Teil dieses Buches beschrieben habe.

Da es in diesem Teil des Programmes darum geht, viele Informationen zu vermitteln, wiederhole ich die wesentlichen Punkte von Zeit zu Zeit.
Sie haben es da etwas leichter: Bei unklaren Fragen oder wenn Sie etwas
vergessen haben, können Sie auf frühere Kapitel dieses Buches zurückgreifen und dort nachlesen. Machen Sie ruhig davon Gebrauch. Vielleicht gibt es
doch einige wichtige Punkte, die Sie noch nicht verstanden oder wieder
vergessen haben. Lesen Sie diese Punkte ruhig ein zweites oder drittes Mal
durch, so lange, bis Ihnen alles klar ist und Sie die Ursachen Ihrer Panik
vollkommen verstanden haben.

Bereits das Wissen um die Ursachen und Hintergründe Ihrer
Panikattacken ist ein entscheidender Schritt auf dem Weg zur Heilung. In
manchen Fällen ist dieser Schritt sogar noch wichtiger als die Fähigkeit der
Angstkontrolle: Das Wissen um die Hintergründe ist wichtige Voraussetzung für diese Kontrolle und gibt Ihnen die Möglichkeit, Ihr Leben zu
verändern. Wenn Sie wissen, daß Sie selbst Ursache dieser Panikattacken
sind, Sie aber die Möglichkeit haben, diese unter Kontrolle zu bekommen,

brauchen Sie hinsichtlich der Unvorhersehbarkeit und des Ausgeliefert-Seins an die Panikattacken keine Angst mehr zu haben.

Ich fordere meine Patienten immer wieder auf, ihre Gedanken genau zu beobachten, um den Augenblick zu erfassen, in dem sie selbst die Angstspirale in Gang setzen durch den Gedanken: »Was geschähe, wenn jetzt eine Panikattacke aufträte?« Dieser Gedanke ist stets vorhanden bevor eine Panikattacke auftritt, wenn auch häufig nur kurz und unbewußt, so daß Sie sich hinterher gar nicht mehr daran erinnern. Sobald Sie jedoch etwas Übung im Beobachten Ihrer eigenen Gedanken haben und wissen, worauf Sie achten müssen, wird Ihre Aufmerksamkeit für diese Gedanken zunehmen. Je bewußter Sie sich dessen sind, um so größer sind Ihre Chancen, die Furcht zu stoppen und mit ihnen jene Gedanken, die Sie einleiten.

Solange Sie sich dieser Tatsache nicht bewußt waren, hatten Sie keine Chance, Ihre Panikattacken zu überwinden.

≡ Die eigene Verletzlichkeit erkennen

Sobald Sie die Ursachen Ihrer Panikattacken erkannt haben, endet die angstauslösende Unvorhersagbarkeit. Das gibt Ihnen die Möglichkeit zu erkennen, wann und wo Sie besonders anfällig sind. An Tagen, an denen Sie bereits morgens ein hohes Maß an Hintergrundsangst verspüren, werden Sie sich nicht unnötig in gefährliche, d. h. zusätzlich angstauslösende Situationen begeben. Sie werden feststellen, daß Sie an manchen Tagen nichts aus der Ruhe bringen, nichts Sie in Angst versetzen kann, daß Sie hingegen an anderen Tagen höchst anfällig, eben verletzlich sind. Eines Tages werden dann Ihre guten Tage die schlechten überwiegen. Voraussetzung dafür aber wird die Erkenntnis sein, daß Panikattacken vorhersagbar sind.

Mütter beispielsweise sind einem höheren Maß an Hintergrundsangst ausgesetzt, wenn ihre Kinder krank sind. Falls Sie also unter Panikattacken leiden, dann vermeiden Sie es, sich angstauslösenden Situationen auszusetzen in Zeiten, in denen Ihr Kind krank ist. Das bedeutet nicht, daß Sie sich einschließen sollen, sobald Sie bemerken, daß Ihre Hintergrundsangst zunimmt. Sie sollten durchaus versuchen, Ihr normales Alltagsleben in gewohnter Weise fortzuführen. Seien Sie aber in solchen Zeiten nachsichtig mit sich selbst, setzen Sie sich keinem zusätzlichen Streß aus und versuchen Sie, belastende Tätigkeiten um einige Tage zu verschieben. Ein Termin beim Zahnarzt beispielsweise, für viele ein im wahrsten Sinne des Wortes nervtötendes Ereignis, könnte verschoben werden, bis es Ihrem Kind besser geht.

Versuchen Sie ein Bewußtsein für Ihr augenblickliches Angstniveau zu entwickeln und versuchen Sie in positiver Weise darauf zu reagieren. Das soll kein Freibrief dafür sein, Dinge nicht zu tun, die Sie nicht tun möchten. Es soll vielmehr eine Möglichkeit sein, ein Weg, Ihre Angst unter Kontrolle zu halten.

Nachdem Sie nun wissen, was von Ihnen erwartet wird, wollen wir die Wege untersuchen, die zu diesem Ziele führen. Zuerst jedoch noch einmal eine Zusammenfassung der wichtigen Punkte dieses Kapitels.

- **Lesen Sie sich den ersten Teil dieses Buches nochmals durch. Erwarten Sie nicht, daß Sie bereits beim ersten Lesen alles verstanden haben.**

- **Entwickeln Sie ein Bewußtsein für die Gedanken, welche die Angstspirale in Ihnen in Gang setzen. Achten Sie dabei besonders auf den Gedanken: »Was geschähe, wenn jetzt eine Panikattacke auftreten würde?«**

- **Lernen Sie, Ihre Anfälligkeit für Panikattacken zu erkennen und vorherzusagen.**

Geben Sie sich genug Zeit, diese Ratschläge zu üben, bevor Sie zu den nächsten Behandlungsschritten übergehen.

Methoden der Bewältigung

Im nächsten Teil unseres Behandlungsplans geht es darum, Sie mit den verschiedenen Bewältigungstechniken vertraut zu machen, die Ihnen helfen können, drohende Panikattacken fernzuhalten. Nochmals sei betont, daß die feste Gewißheit, ein zuverlässiges »Waffenarsenal« zur Verfügung zu haben, bereits ausreicht, um das Auftreten von Panikattacken unwahrscheinlicher zu machen. Um jedoch sicher zu sein, daß diese Bewältigungstechniken zuverlässig funktionieren, müssen Sie sie bei jeder passenden Gelegenheit trainieren.

Lesen Sie sich die nachfolgende Liste der vorgeschlagenen Bewältigungstechniken aufmerksam durch und versuchen Sie zu entscheiden, welche dieser Methoden für Sie am geeignetsten ist. Verschiedene Menschen bedürfen verschiedener Methoden und nicht jede Bewältigungstechnik hilft in jeder Situation. Was unter den einen Umständen funktioniert, hilft vielleicht nicht unter anderen. Häufig reicht eine einzelne Technik nicht aus. Seien Sie daher flexibel, ziehen Sie alle Möglichkeiten in Erwägung, seien Sie offen. Wenn Sie all die vorgeschlagenen Bewältigungstechniken überprüfen, haben Sie die Chance, die für Sie am besten geeignetste herauszufinden. Haben Sie keine Angst vor dem Ausprobieren. Betrachten Sie die ganze Sache als ein Abenteuer, bei dem es etwas zu entdecken gibt und an dessen Ende Ihre Heilung steht.

Bevor ich die Bewältigungstechniken beschreibe, die am hilfreichsten sind und deren Anwendung ich für am wünschenswertesten halte, noch zwei andere Methoden, die, gleichwohl schlecht, am häufigsten benutzt werden: Tranquilizer und Alkohol.

☰ Tranquilizer

Die meisten Menschen, die unter Panikattacken leiden, haben irgendwann im Laufe ihrer Erkrankung zu Tranquilizern wie Diazepam (Valium) gegriffen. Diese Tranquilizer haben in bezug auf die Panik verschiedene Wirkung, je nachdem, wie häufig man sie benutzt und welche Effekte man von ihnen erwartet. Tranquilizer spielen eine wichtige Rolle in der Behandlung von Panikattacken. Ihr Einsatz sollte jedoch beschränkt bleiben auf jene akuten Phasen, in denen die Angst ein so unerträglich hohes Maß erreicht, daß sie ein normales Leben unmöglich macht. In solchen Fällen können sie für eine gewisse Zeit Erleichterung verschaffen. Als dauerhafte Lösung des Problems jedoch sind sie ungeeignet. Nimmt man Tranquilizer regelmäßig ein, so sind mit der Zeit immer größer werdende Dosen erforderlich. Der Körper gewöhnt sich gewissermaßen an ihre Wirkung und reagiert mit Entzugsymptomen, wenn ihm Tranquilizer vorenthalten werden. Diese Entzugsymptome können genauso aussehen wie die ursprünglichen Angstsymptome, deretwegen die Pillen genommen wurden, so daß der Betroffene glaubt, er sei immer noch krank und die Versuchung groß ist, erneut zum Erleichterung verschaffenden Medikament zu greifen. In Wirklichkeit jedoch wurden die Angstsymptome durch die Abhängigkeit von Tranquilizern hervorgerufen. Wenn Sie Tranquilizer über längere Zeit täglich eingenommen haben und davon loskommen wollen, so sollten Sie das nicht ohne die Hilfe eines Arztes tun. Sollte es Ihnen jedoch bislang gelungen sein, ohne Tranquilizer auszukommen, dann versuchen Sie auch weiterhin auf eine Einnahme zu verzichten. Genau wie beim Rauchen ist es besser, erst gar nicht damit anzufangen als hinterher mühselig zu versuchen davon loszukommen.

Obwohl Tranquilizer hilfreiche und notwendige Medikament sein können für Patienten, die unter akuten und heftigsten Angstzuständen leiden, sollten Sie versuchen davon loszukommen, um statt dessen Ihren Panikattacken mit positiven Bewältigungsmethoden zu begegnen. Ohne Tranquilizer werden sich diese Methoden als sehr viel wirkungsvoller erweisen.

Tranquilizer als Zusatzversicherung.

Für viele Menschen mit Panikattacken ist es einfach eine Beruhigung zu wissen, daß sie einige Tranquilizer griffbereit in ihrer Tasche haben. Ich selbst habe stets ein paar als eine Art Zusatzversicherung bei mir. Nicht, um diese im Angesicht einer möglicherweise angstauslösenden Situation einzunehmen; das wäre unsinnig und würde die Entstehung einer Tranquilizerabhängigkeit nur fördern.

Ich würde nur dann zum Tranquilizer greifen, wenn ich in einer plötzlichen und völlig überraschenden Situation Gefahr laufen würde, von meiner Angst vollkommen übermannt zu werden. So z.B. als überraschender Zeuge eines schweren Verkehrsunfalls oder wenn ich unerwarteterweise im Fahrstuhl steckenbliebe. Ich kann allen Menschen mit Panikattacken nur dringend empfehlen, Tranquilizer als letztes Mittel, als eine Art Zusatzversicherung anzusehen und nur dann nach ihnen zu greifen, wenn es sich um eine völlig unerwartete, massiv angstauslösende Situation handelt und die eigene Panik vielleicht sogar eine Gefahr für andere bedeuten würde.

≡ Alkohol

Menschen, die in Gegenwart anderer zu Angst oder gar Panik neigen, beruhigen ihre Nerven häufig mit Alkohol. Gewöhnlich haben sie diesen griffbereit zur Hand. Gegen Alkoholtrinken in gesellschaftlichem Rahmen ist an sich nichts einzuwenden, unglücklicherweise jedoch trinken Menschen, die zu Angst und Panik neigen, häufig bereits vorher. Allzu rasch kann solch ein Verhalten zum Alkoholismus führen. Wenn Ihnen daher das normale Zusammentreffen mit anderen Menschen bereits Schwierigkeiten bereitet, sollten Sie versuchen, den Grund dafür herauszufinden. Vielleicht sind Sie sehr schüchtern. In einem solchen Fall könnte es hilfreich sein, sich für andere Menschen mehr zu interessieren.

Wenn Sie viel und häufig mit anderen Menschen zusammentreffen, solche Situationen aber eigentlich nicht ausstehen können, sollten Sie sich ernsthaft überlegen, ob diese Art zu leben für Sie tatsächlich die richtige ist. Vielleicht sind solche gesellschaftlichen Treffen aber unvermeidbarer Bestandteil Ihres Lebens; dann sollte Ihre Angst für Sie Grund sein, professionelle Hilfe aufzusuchen.

Ein oder zwei Drinks dienen der Entspannung und mögen Ihnen helfen, einen Abend wirklich zu genießen.

Auf Dauer ist Alkohol jedoch keine Antwort auf die Frage, wie man mit seinen Panikattacken umzugehen hat. Daher nun einige sinnvollere Therapiemethoden.

≡ Entspannungsübung: »Nach einem Einkauf«

Viele, wenn nicht gar alle Menschen mit Panikattacken haben eine Aversion gegen jegliche Form des Einkaufens. Besonders ausgeprägt ist diese Abneigung bei männlichen Patienten. Ihnen rate ich meist zu einer einfachen Entspannungsmethode. Dabei handelt es sich zwar nicht um die vollkommene und tiefe Form, die mit progressiver Muskelentspannung einhergeht, aber sie reicht aus, um die Angstspirale zum Stillstand zu bringen.

Stellen Sie sich folgende Situation vor: Sie haben Ihre Weihnachtseinkäufe beendet und kommen gerade nach einem langen Fußmarsch mit vielen schweren Paketen nach Hause. Füße und Arme schmerzen. Sie stellen die schweren Pakete beiseite, ziehen die Schuhe aus, setzen sich in einen

Sessel und entspannen sich. Sie spüren ganz deutlich, wie die intensiven Schmerzen in Armen und Beinen nachlassen, und Sie genießen dies.

Es gibt nur wenige Leser, die sich eine solche Situation nicht vorstellen können. Die meisten hingegen kennen sie aus eigener Erfahrung und können die körperlichen Beschwerden, die mit solch einem Einkauf verbunden sind, und die nachfolgende Entspannung beim ersten Hinsitzen sehr gut nachempfinden.

Vielleicht verstehen Sie nun, warum diese Übung »Nach einem Einkauf« genannt wird. Ihre Aufgabe besteht lediglich darin, diese Methode der Entspannung zu verschiedenen Zeitpunkten und an verschiedenen Orten zu erlernen. Stellen Sie sich das angenehme Gefühl vor, wenn Sie erschöpft in den Sessel sinken und sich ganz der Entspannung hingeben. Versuchen Sie es einmal! Sie können diese Methode bei allen möglichen Gelegenheiten anwenden, z. B. im Bus, vor dem Fernsehapparat, aber auch in einer Warteschlange, denn auch im Stehen sollten Sie die Methode beherrschen. Sie sollten in der Lage sein, sie in jedem Moment und sehr rasch anzuwenden.

Wenn Sie diese Methode in normalen Situationen erprobt und geübt haben, versuchen Sie sie auch, wenn Sie niedergeschlagen und enttäuscht sind, ja wenn Sie das Gefühl aufkommender Panik in sich verspüren.

Es ist zwar unwahrscheinlich, daß Sie mit dieser Entspannungsmethode allein eine Panikattacke vermeiden können. Dennoch ist sie eine sehr wirkungsvolle Technik, wenn sie mit anderen kombiniert wird.

☰ Rückzug

Viele versuchen aus einer angst- und panikauslösenden Situation einfach zu entkommen. Aber nicht immer ist sich zurückzuziehen ein geeignetes Mittel, manchmal sogar verschlimmert es die Dinge nur. Stellen Sie sich etwa vor, Sie geraten an Ihrem Arbeitsplatz in Panik. Sie werden nicht jedesmal hinauslaufen oder nach Hause gehen können: Früher oder später verlieren Sie Ihren Job. Nur zwei Formen des Rückzugs sind sinnvoll: Der »mögliche« und der »tatsächliche« Rückzug.

Möglicher Rückzug
Ich habe bereits an früherer Stelle darauf hingewiesen, daß es vielen Menschen, die unter Panikattacken leiden, genügt zu wissen, daß sie

bei einer möglichen Panikattacke die Flucht ergreifen können. Dieses Wissen, daß ein Sich-Zurückziehen möglich ist, reicht häufig aus, um ein Einsetzen der Angstspirale zu vermeiden. Entscheiden Sie daher bei kritischen Situationen vorher, was Sie im Falle einer Panikattacke tun.

Wenn Sie beispielsweise ins Kino oder Theater gehen, dann wählen Sie den Platz am Rande einer Sitzreihe. Es gab eine Zeit in meinem Leben, in der ich besonders leicht in Panik geriet, wenn ich einen Gottesdienst besuchte. Ich setzte mich damals in den hinteren Teil der Kirche, nahe an den Ausgang, im Bewußtsein, den Gottesdienst jederzeit und ohne großes Aufsehen verlassen zu können. Über die Meinung anderer Leute machte ich mir dabei keine große Gedanken: Solange eine Handlungsweise sinnvoll erscheint, nehmen andere gewöhnlich keine große Notiz davon. Falls jemand gefragt hätte, hätte ich mein Verhalten einfach mit einem Husten entschuldigt.

Bald begann ich, mir selbst gewisse Ziele zu stecken. Ich nahm mir beispielsweise vor, den Raum nicht vor Ende des nächsten Liedes zu verlassen. Fühlte ich mich danach immer noch gut, suchte ich mir ein neues Ziel. Manchmal gelang es mir, mit dieser Methode den Gottesdienst bis zum Ende durchzustehen, ohne die Kirche ein einziges Mal verlassen zu haben.

Das ganze Geheimnis bestand darin, zu jedem Zeitpunkt einen möglichen Fluchtweg parat zu haben und sich selbst sagen zu können, daß man einer unangenehmen Situation zu jedem Zeitpunkt entkommen kann. Darüber hinaus sollten Sie versuchen, nicht an Ihre Angst zu denken und sich statt dessen vollkommen auf das konzentrieren, was Sie gerade tun.

Tatsächlicher Rückzug

Tatsächlicher Rückzug bedeutet, daß Sie die eingeplanten Möglichkeiten des Entkommens auch tatsächlich nutzen. Tun Sie dies möglichst in einem frühen Stadium der Angst, gehen Sie nach draußen, versuchen Sie sich zu erholen, erst danach sollten Sie zurückkehren. Eine der unauffälligsten Möglichkeiten, einer unangenehmen Situation zu entkommen, ist der Gang zum Waschraum. Dort kann man sich einschließen und hat man die Möglichkeit, für einige Zeit ungesehen zu bleiben.

Versuchen Sie die oben beschriebene Entspannungsmethode anzuwenden, vielleicht in Kombination mit einigen anderen Techniken, die ich im folgenden beschreiben werde. Sind Sie mit dem Auto gekommen, so können Sie versuchen, unauffällig zum Parkplatz zu gehen und sich ins Auto setzen, um sich dort zu erholen.

Betrachten Sie einen solchen Rückzug, als ginge es lediglich darum, etwas frische Luft zu schöpfen. Sammeln Sie sich, bringen Sie Ihre Gedanken in Ordnung, bevor Sie wieder an den Ort des Geschehens zurückkehren. Auf keinen Fall sollten Sie nach Hause fahren. Dies käme einer totalen Flucht gleich.

Ganz gleich, für welche Rückzugsmöglichkeit Sie sich entscheiden: Tun Sie es rechtzeitig. Lassen Sie Ihre Angst nicht soweit kommen, daß Sie die Kontrolle verlieren, werden Sie vorher aktiv. Versuchen Sie der Angst ruhig ein wenig Stand zu halten, von Mal zu Mal ein wenig mehr. Sie werden dann feststellen, daß Sie nach einiger Zeit immer seltener zu dieser Möglichkeit greifen müssen.

Viele Menschen ängstigen sich bei dem Gedanken an einen Einkauf im Supermarkt. Dort kann man ja nicht einfach davonlaufen, bevor man die Waren im Einkaufswagen bezahlt hat. Aber auch hier gibt es die Möglichkeit, den Einkaufswagen einfach stehen zu lassen, den Supermarkt ohne die Waren schnell zu verlassen, sich draußen etwas zu erholen, um dann zurückzukehren. Allerdings sollen Sie zu dieser Möglichkeit nicht allzu oft greifen. Es könnte Ihnen sonst passieren, daß man eines Tages eine Erklärung für dieses Verhalten von Ihnen verlangt. Dennoch sollten Sie wissen, daß diese Möglichkeit des Entkommens auch im Supermarkt für Sie existiert. Häufig wird es beim Betreten eines Geschäftes ausreichen, sich selbst zu sagen, daß man jederzeit auch ohne etwas einzukaufen wieder hinausgehen kann. Diese Gewißheit allein schafft Zuversicht und Sicherheit und reicht häufig aus, die Angst gering zu halten.

≡ Positives Denken

Darunter versteht man, jederzeit eine positive Einstellung gegenüber Panikattacken einzunehmen. Es bedeutet die Fähigkeit, über sich selbst lachen zu können. Es nützt Ihnen überhaupt nichts, mit einem grimmigen, pessimistischen Gesicht durch die Gegend zu laufen, eine optimistische Einstellung hingegen wird von großem Nutzen für Sie sein.

Sie werden bei dem Versuch, Kontrolle über Ihre Angst zu gewinnen, keinen Erfolg haben, solange Sie sich wegen jedes Mißerfolges Vorwürfe machen. Richten Sie Ihr Augenmerk statt dessen viel lieber auf das, was Sie bereits erreicht haben. Ein wesentlicher Bestandteil meiner Behandlung von Panikpatienten besteht darin, die positiven Aspekte ihres Verhaltens hervorzuheben, die Fortschritte, die sie während der Behandlung machen, herauszustreichen, um sie allmählich in die Lage zu versetzen, selbst das Positive zu sehen. Anstatt zu sagen: »Ich habe versagt«, ist es viel besser zu sagen: »Ich hatte zwar keinen vollständigen Erfolg, aber es war eine gute Übung.«

Achten Sie auf Fortschritte und loben Sie sich dafür, auch wenn diese Fortschritte klein sind, unbedeutend erscheinen und nur sehr langsam erzielt wurden. Denken Sie immer daran, daß nicht der Hase das Rennen gewonnen hat, sondern der langsame Igel. Versuchen Sie diese positive Einstellung auf Ihr ganzes Leben anzuwenden. Denken Sie nicht ständig an jene Versuche, die danebengegangen sind, immerhin waren Sie tapfer genug, sich einer angstauslösenden Situation auszusetzen. Sie hatten die Möglichkeit, Ihre Bewältigungstechniken zu üben, nächstes Mal werden Sie sicher mehr Erfolg damit haben.

Selbstverständlich haben wir alle unsere schlechten Tage, an denen wir niedergeschlagen sind und uns in Selbstvorwürfen ergehen. Tun Sie, was Ihnen notwendig erscheint. Danach aber sollten Sie Ihre Augen trocknen und den Kampf erneut aufnehmen. Die Menschen, die Ihnen nahestehen und die Sie lieben, verdienen es, daß Sie den Kampf aufnehmen. Am meisten aber verdienen Sie es selbst. Denken Sie auch daran, daß Sie nicht der einzige Mensch auf dieser Welt sind, der unter Panikattacken leidet. Vielen geht es noch schlimmer als Ihnen. Gerade dann, wenn es Ihnen besonders schlecht geht, sollten Sie tief durchatmen und sich selbst sagen: »Ich werde es nochmal versuchen, und diesmal werde ich es schaffen.«

Auch Fehlschläge haben ihren Sinn. Ich erinnere mich an meine eigenen, äußerst heftigen Panikattacken vor nicht allzu langer Zeit, als ich zu meinem Ehemann sagte: »Trotz aller Niederschläge und Fehlschläge bin ich mir über eines ganz sicher: Keine dieser Erfahrungen war umsonst. Wenn auch heute alles sinnlos erscheint, kann ich doch all diese negativen Erfahrungen für meine Forschung verwenden.« Und genau das habe ich getan. Manchmal bedarf es einer solchen persönlichen Krise, um andere motivieren zu können.

Kein Fehlschlag, keine Erfahrung ist sinnlos.

≡ Eine neue Sicht der Dinge

Positives Denken kann allen Orten, an denen wir für Panikattak-ken besonders empfänglich sind, die angsterzeugende Macht nehmen. Versuchen Sie, diese Orte in einem neuen, positiven Licht zu sehen. Lassen Sie es nicht zu, daß Ihre Gedanken nur um die negativen Ereignisse kreisen und Ihr Gedächtnis einen Ort als besonders angstauslösend speichert.

Von Orten, die wir genau kennen, entwickeln wir im Laufe der Zeit eine Vorstellung, die schließlich dazu führt, daß wir nur wahrnehmen, was wir auch erwarten. Das gilt für Situationen, für Orte, aber auch für andere Menschen.

Ich benutze jeden Tag die Straße, die vor meinem Haus in die Stadt führt. Ich bilde mir ein, jedes Gebäude in dieser Straße, jedes Schlagloch genau zu kennen. Mitunter kommt es vor, daß ich im Stadtzentrum an einer roten Ampel stehe, ohne mir vollkommen bewußt zu sein, daß ich selbst dorthin gefahren bin. Ich war in Gedanken mit etwas ganz anderem beschäftigt. Die Straße, die ganze Umgebung bot während der Fahrt das gleiche Bild, wie es in meinem Gedächtnis gespeichert war. Es gab somit keinen Grund für mein Bewußtsein, sich damit aktiv zu beschäftigen.

Wir haben eine Vorstellung von den uns vertrauten Dingen, die dazu führt, daß wir sehen, was wir erwarten. Haben wir eine solche Vorstellung von einem Gebäude, einem Platz oder aber einer bestimmten Situation, so hören wir auf, sie immerfort aktiv zu registrieren. Sollte sich jedoch im Laufe der Zeit eine Änderung ergeben, würde uns dies sofort bewußt werden.

Ich wollte vor einiger Zeit im nahegelegenen Supermarkt einkaufen und brachte deswegen meine siebenjährige Tochter zu ihrer Freundin. In der Gefrierabteilung des Supermarktes hörte ich plötzlich eine Kinderstimme, die »Mami, Mami« rief. Ich nahm keinerlei Notiz davon. Plötzlich merkte ich, wie jemand an meinem Ärmel zupfte. Ich schaute nach unten, und erst nach einigen Sekunden registrierte ich, daß es sich um meine Tochter und ihre Freundin handelte. Ich war so sicher, sie an einem völlig anderen Ort zu wissen, daß ich nicht darauf gefaßt war, sie hier zu treffen. Ich war gewissermaßen nicht darauf programmiert, sie zu sehen und sah sie deshalb auch nicht.

Bei allen Menschen, die unter Panikattacken leiden, ist es wahrscheinlich, daß sie von bestimmten Situationen oder bestimmten Orten eine solche Vorstellung entwickelt haben. Nehmen wir erneut das Beispiel mit dem Supermarkt. Hat sich in Ihrer Vorstellung erst einmal festgesetzt, daß es sich dabei um einen Ort handelt, an dem Panikattacken entstehen können, so wird dies auch geschehen. Versuchen Sie doch einmal, sich eine Situation im Supermarkt vorzustellen. Ich wette, Sie malen sich aus, wie Sie gehemmt und verwirrt inmitten einer großen Menge stehen. Dabei sehen doch nicht alle Supermärkte so aus. Manchmal sind sie auch leer und bieten sehr viel Platz und frische Luft. Man könnte sich ja auch vorstellen, den Einkaufswagen ungehindert durch freie Gänge hindurchzuschieben und beim Einkauf Freude zu empfinden.

Hinterfragen Sie daher die Bilder, die Sie von Plätzen oder Situationen haben, in denen Sie sich unwohl fühlen. Versuchen Sie die Dinge in einem neuen Licht zu sehen und positive Aspekte zu entdecken. Versuchen Sie die negativen Bilder, die Sie haben, durch positive zu ersetzen. Dies erfordert viel Übung, aber es ist der Mühe wert.

Versuchen Sie, Ihre Umgebung neu wahrzunehmen, sie mit den Augen eines Fremden zu betrachten, in all ihren möglichen Perspektiven.

☰ Bewußtes Ablenken

Diese Methode ist äußerst nützlich, um in angstauslösenden Situationen die Gedanken von einer möglichen Panikattacke abzulenken.

Menschen, die unter Panikattacken leiden, sind häufig sehr ichbezogen. Anstatt die ihnen zur Verfügung stehenden Methoden der Angstbewältigung zu nutzen, beobachten sie sich häufig nur allzu genau und fragen sich, wann wohl die nächste Panikattacke einsetzt. Sie meinen, alle Augen seien auf sie gerichtet, somit würde es Aufmerksamkeit erregen und Fragen provozieren, wenn sie den Raum verließen.

Es ist aber eine Illusion zu glauben, Ihre Umgebung hätte nichts anderes zu tun, als Sie zu beobachten. Es ist viel wahrscheinlicher, daß alle anderen Leute mit sich selbst beschäftigt sind.

Sobald Menschen mit Panikattacken aufhören, über sich selbst nachzudenken und statt dessen ihre Aufmerksamkeit auf andere richten, fehlt ihnen die Zeit, an die eigene Angst zu denken. Sagen Sie sich, daß irgendjemand das gleiche Problem hat. Versuchen Sie diesen jemand herauszufinden. Sie können beispielsweise hin- und herlaufen und mit den Leuten sprechen. Es gibt viele Möglichkeiten, sich ein solches Verhalten einzuüben. Wenn Sie beginnen, sich tatsächlich für andere Leute zu interessieren, werden Sie sich selbst vergessen und damit auch die Gefahr einer möglichen Panikattacke.

Praktisches Beispiel: Ablenkung durch Beobachten

Diese Methode, die eigenen Gedanken von sich selbst weg auf andere zu lenken, ist nicht immer einfach. CAROLINE beispielsweise haßte es, abends von der Arbeit nach Hause gehen zu müssen, weil sich in dieser Situation häufig Panikattacken bei ihr eingestellt hatten. Dennoch versuchte sie meinem Rat tapfer zu folgen. Sie sagte sich:

»Es ist ein sehr schöner Fußweg nach Hause, etwa eine Viertelstunde, und was für ein schrecklicher Kampf mich dieser Weg noch vor wenigen Monaten kostete. Ich fürchtete jeden Augenblick, ohnmächtig zu werden oder vor all den Leuten auf dem Bürgersteig zusammenzubrechen – aber es geschah nichts. Ich benutzte Ihre Methode, ich sah mir die Häuser, die Gärten, die Blumen an und lenkte mich damit ab. Es kostete mich lange Zeit, aber schließlich lernte ich, mich zu entspannen, und am Ende traten keine Schwindel- und keine Panikgefühle mehr auf. So unangenehm ein solcher Schwindel auch ist, immerhin empfindet man keine Schmerzen dabei! Diese Gedanken haben mir bei meinem mühevollen Weg nach Hause sehr geholfen.«

Wir haben hier ein gutes Beispiel für die Kombination aus positivem Denken und bewußtem Ablenken: CAROLINE widmete sich auf ihrem Nachhauseweg ganz dem Kommentieren und Beobachten der Dinge ihrer Umgebung. Im allgemeinen schenken wir unserer alltäglichen Umgebung keine besondere Beachtung. Versuchen Sie es einmal mit dieser Methode, wenn Sie das nächste Mal die Angst in sich aufsteigen verspüren. Fragen Sie sich zum Beispiel:»Würden mir diese Blumen auch in meinem eigenen Garten gefallen? Würde ich mein eigenes Haus mit der gleichen Farbe anstreichen?«

Eine andere Form des bewußten Ablenkens besteht darin, die Gedanken einfach zu stoppen. Dies sieht in der Praxis so aus, daß Sie in dem Moment, in dem Sie sich selbst bei der Frage ertappen, ob jetzt eine Panikattacke auftreten könne, diesen Gedanken stoppen und sich selbst sagen:»Sei nicht dumm, alles geschieht nur in deinen Gedanken.« Sie können diese Methode noch effektiver machen, indem Sie ein starkes Gummiband am Handgelenk tragen. Sobald es Ihnen gelungen ist, Ihre Gedanken zu stoppen, ziehen Sie an dem Gummiband und lassen es los. Die körperliche Mißempfindung, die dadurch ausgelöst wird, wird Ihre Aufmerksamkeit ebenfalls so weit ablenken, daß keine Gedanken an Angst mehr aufkommen.

≡ Üben in der Phantasie

Phantasie spielt in der Psychologie eine große Rolle. Die folgende Methode kann deshalb bei der Bewältigung von Panikattacken äußerst wirkungsvoll sein. Sie hilft Ihnen, sich auf eine angstauslösende Situation vorzubereiten, die Sie nicht umgehen können. Wenn Sie diese Situation zuvor in Gedanken durchspielen, wird sie Ihnen vertrauter, die möglichen Zwischenfälle treffen Sie weniger überraschend, das angstauslösende Potential, das dieser Situation innewohnt, wird reduziert.

Sie können die Wirkung dieser Methode noch dadurch steigern, daß Sie beim gedanklichen Durchspielen dieser Situation in Ihrer Phantasie sich um positives Denken bemühen. Sagen Sie sich, daß es sich um eine neue Erfahrung handelt und Sie sich darüber freuen werden, betrachten Sie das Ganze als ein Abenteuer. Wenn es Ihnen gelingt, diese Einstellung einzunehmen, sind Sie auf dem besten Wege, Herr Ihrer Gedanken und damit auch Ihrer Angst zu werden.

Das Durchspielen einer Situation in der Phantasie, das Üben mittels Vorstellung geschieht am besten im Zustande körperlicher Entspannung. Suchen Sie sich daher einen bequemen Sessel aus, machen Sie es sich bequem, und versuchen Sie, ein angenehmes Gefühl der Schwere in Ihren Gliedern zu empfinden. Vielleicht empfinden Sie ein Gefühl des Hinabsinkens oder des Schwebens. Wichtig ist, daß Sie sich wohlfühlen, daß es insgesamt ein angenehmes Gefühl ist, das Sie verspüren. Beginnen Sie nun, sich jene Situation vorzustellen. Versuchen Sie dabei positiv zu denken! Zwar handelt es sich um eine neue Situation, aber nichts und niemand wird Ihnen schaden können. Es gibt keinen Grund, sich Sorgen zu machen. Alles ist unter Kontrolle. Denken Sie an Rückzugsmöglichkeiten. Malen Sie sich die einzelnen Begebenheiten so genau wie möglich aus. Tun Sie es langsam, vermeiden Sie überflüssige Eile.

Wenn Sie die bevorstehende, Ihnen angstbereitende Situation auf diese Weise mehrmals in Gedanken durchgespielt haben und dabei ruhig und gelassen bleiben, kann es mitunter passieren, daß Sie sich sogar darauf freuen. Eine positive Einstellung zu den Dingen kann auch hier Wunder bewirken.

Soweit zu den möglichen Bewältigungstechniken. Sie werden festgestellt haben, daß einige der hier beschriebenen Methoden dazu geeignet sind, sich auf eine Situation vorzubereiten, so etwa das soeben besprochene Üben in der Phantasie. Andere Techniken dienen dazu, den Ausbruch von Panik in einer bestimmten Situation zu vermeiden, so z. B. die Methode des bewußten Ablenkens, das positive Denken oder aber das Bewußtsein, daß ein Entkommen aus der Situation jederzeit möglich ist. Wieder andere Methoden, beispielsweise die in diesem Kapitel beschriebene Entspannungsübung, dient dazu, die bereits eingesetzte Panik zu stoppen. Ebenso die Methode des tatsächlichen Rückzugs. All diese Techniken lassen sich zudem untereinander kombinieren. Es bleibt Ihnen überlassen, die für Sie bestgeeignetste Methode bzw. Kombination von Methoden herauszufinden.

Solange Sie sich nur auf Ärzte, Verwandte, Alkohol oder Pillen verlassen, werden Sie keine wirklichen Fortschritte erzielen. Kein Medikament der Welt kann Ihre Angst dauerhaft beseitigen und Sie in die Lage versetzen, ein normales Leben zu führen. Letzten Endes kann nur der feste Wille zu siegen wirklichen Erfolg bringen. Das Bewußtsein muß die Führung übernehmen über Ihre unterbewußten Handlungen.

Versuchen Sie, Kontrolle auszuüben, und lassen Sie es nicht zu, daß irrationale Befürchtungen Macht über Sie gewinnen, ja Sie vielleicht gar überwältigen. Es wird Sie viel Mühe kosten und ein harter Kampf sein, aber am Ende werden Sie siegen.

Von der Theorie zur Praxis

Der dritte und sehr wichtige Schritt in unserem Behandlungsprogramm besteht darin, die im vorhergehenden Kapitel beschriebenen Bewältigungstechniken zu üben, um sie schließlich gezielt in Situationen anzuwenden, die noch vor kurzem aus Angst gemieden worden sind.

Der erste Schritt dazu besteht darin, eine Liste von Situationen
unterschiedlichsten Angstpotentials aufzustellen. Auf dieser Liste sollten
Situationen vorkommen, die lediglich als unangenehm empfunden werden,
bis hin zu Situationen, die in höchstem Maße mit Angst verbunden sind und
bisher vollkommen gemieden wurden. Beginnen Sie mit jener Situation, die
die geringste Bedrohung für Sie darstellt. Wenn es Ihnen mittels der vorher
beschriebenen Bewältigungstechniken bzw. durch Kombination derselben
schließlich gelungen ist, diese Situation zu meistern, dann arbeiten Sie sich
auf der Liste weiter aufwärts. Nehmen Sie jede neue Situation als eine neue,
noch größere Herausforderung. Vermutlich werden Sie dabei immer wieder
an einen Punkt kommen, an dem Sie sich keine neuen Herausforderungen
mehr zutrauen. Halten Sie dann ruhig ein wenig ein, vermeiden Sie zu große
Schritte in zu großer Eile und überprüfen Sie Ihre Position. Vielleicht werden Sie dann, wie PAUL im folgenden Beispiel, feststellen, daß Sie bereits
alles erreicht haben, was Sie benötigen, um ein Leben nach Ihrer Vorstellung führen zu können.

═══ Praktisches Beispiel: Besserung durch Üben

PAUL war 42 Jahre alt und verheiratet. Er litt an einer Agoraphobie
und konnte deswegen seit drei Jahren nicht mehr arbeiten. Selbst zuhause
fühlte er sich häufig angespannt; es konnte mitunter passieren, daß sogar
das Einnehmen der Mahlzeiten in den eigenen vier Wänden Panikattacken
bei ihm auslöste.

Über mehrere Monate hinweg ermutigte ich PAUL, die beschriebenen Bewältigungstechniken auszuprobieren. Als erstes Problem nahmen
wir uns die Mahlzeiten zuhause vor. Mit einer Kombination aus Entspannung und positivem Denken gelang es uns schließlich, dieser Situation ihren
angstauslösenden Charakter zu nehmen. PAUL übte die bewußte Entspannung während der Mahlzeiten. Diese Entspannung stellte sich schließlich
vollkommen automatisch bei ihm ein, und er gewöhnte sich an folgende
Gedanken: »Wovor habe ich eigentlich Angst? Es handelt sich doch nur um
eine Mahlzeit. Ich muß das nicht essen. Wenn ich es dennoch tue, dann
deswegen, weil ich es so will.«

Nachdem PAUL diese erste Hürde genommen hatte und es ihm gelungen war, in bezug auf Mahlzeiten genügend Selbstbewußtsein zu entwickeln, gingen wir bei unseren Übungen zu einer schwierigeren Situation über. PAUL begann damit, abends Restaurants aufzusuchen. Anfangs ging es nur um fünf Minuten. Danach konnte er das Restaurant wieder verlassen. Er bestellte sich ein Getränk, mußte es allerdings nicht zu sich nehmen. Während er so dasaß, sollte er bewußt versuchen, sich zu entspannen, sich auf andere konzentrieren und nicht etwa auf sich selbst und dabei das Angenehme dieser Situation empfinden. Mehr und mehr gelang es PAUL, die Zeit zu verlängern, die er sich in diesen Restaurants aufhielt. Dabei entschied er bereits vor Betreten des Lokals, wie lange er sich darin aufhalten würde. Selbstverständlich konnte er diese Zeit auch überschreiten, wenn ihm danach war. Nach einigen Wochen spielte PAUL wieder in seinem früheren Fußballverein, wieder einige Wochen später war er Kapitän seiner Mannschaft.

Danach nahm sich PAUL die nächste Hürde auf seiner Liste vor. Er fuhr mit seiner Frau in die Ferien und fuhr sie mit dem Auto zum Supermarkt, aber niemals ging er selbst in ein Geschäft hinein. Wann immer ich PAUL auf seine Arbeit ansprach, erlitt er einen leichten Rückfall: Nach drei Jahren wünschte PAUL im Grunde gar nicht mehr zu arbeiten. Die Rückkehr an seinen Arbeitsplatz bedeutete für ihn einen gewaltigen Schritt, auf den er nicht vorbereitet war. Hinzu kam, daß er damit keine positiven Vorstellungen verband. Was hätte er durch eine Rückkehr an seinen Arbeitsplatz gewinnen können, zumal er genügend Geld besaß. Er war als Kranker seit langer Zeit »anerkannt«, alle seine Nachbarn wußten davon, daß er es »an den Nerven« hatte, die Rückkehr an seinen Arbeitsplatz hätte nur die Gefahr heraufbeschworen, daß er sich erneut blamieren würde. Dagegen hatte er nun genug Zeit, um mit dem Auto herumzufahren und kleinere Arbeiten in Haus und Garten zu erledigen.

Vielleicht wird einmal eine Zeit kommen, in der PAUL erneut die Herausforderung in sich spürt und der Wunsch in ihm aufkommt, seine Arbeit wieder aufzunehmen. Wenn das der Fall sein wird, wird er auch in der Lage sein, diese Herausforderung anzunehmen und zu bestehen, denn nun verfügt er über die Mittel dazu, er weiß, wie er seine Angst kontrollieren und beherrschen kann. Im Augenblick noch aber gibt es für ihn nicht den geringsten Grund, sein jetziges Leben zu ändern.

PAUL hatte alles erreicht, um ein zufriedenes Leben zu führen. Er hatte enorme Fortschritte gemacht und war zufrieden an dem Punkt, an dem er nun angelangt war. PAUL hörte etwa zum gleichen Zeitpunkt mit dem Arbeiten auf, an dem auch ROGER (s. S. 78) aufhörte, mit dem Bus zur Arbeit zu fahren. Als ROGER's Arbeitgeber ihm anbot, statt mit dem Bus ihn täglich mit dem Taxi abholen zu lassen, nahm er dieses Angebot freudig an. Selbstverständlich zog er auch in Zukunft diese Transportmöglichkeit dem Bus vor. Wie PAUL, so gab es auch für ROGER keinen ausreichenden Grund, zu seiner früheren Verhaltensweise zurückzukehren, und da dies so war, gelang es ihm auch nicht mehr, in einen Bus einzusteigen, denn er versuchte es erst gar nicht.

Wenn wir uns also eine Liste machen mit Situationen, die uns Angst einflößen und die wir bewältigen wollen, dann müssen wir uns auch darüber im klaren sein, wie stark der Wunsch in uns ist, eine solche Situation zu meistern. Vielleicht ist, anders als bei PAUL oder ROGER, Ihr Stolz und Ihr Respekt vor sich selbst stark genug, um selbst mit solchen Schwierigkeiten fertig zu werden, die auf anderen Gebieten Verschlechterung mit sich bringen. In PAUL's Fall wäre dies beispielsweise die Rückkehr an seinen Arbeitsplatz gewesen, welche die Aufgabe seines bisherigen angenehmen Lebens bedeutet hätte, in ROGER's Fall hätte dies bedeutet, vom Taxi auf den Bus umzusteigen. Stolz und Respekt vor sich selbst spielen eine große Rolle auf dem Weg zur Heilung. Je mehr Sie davon besitzen, desto größer werden auch die Fortschritte sein, die Sie machen.

Wir wollen uns nun daran machen, die an früherer Stelle bereits angesprochene Liste von Situationen verschiedener Schwierigkeitsgrade aufzustellen. Benutzen Sie dazu die Vorlage auf Seite 105. Schreiben Sie dabei die Situation, die Ihnen am leichtesten erscheint, an den Anfang, danach alle anderen Situationen, die angstauslösend auf Sie wirken, geordnet in der Reihenfolge ihres Schwierigkeitsgrades. Diese Liste soll Ihnen helfen, den Fortschritt, den Sie im Laufe der Behandlung machen, zu dokumentieren. Fangen Sie mit der kleinsten Hürde an. Setzen Sie sich der leichtesten der Situationen aus und arbeiten Sie sich die Liste durch, von Punkt zu Punkt, von Situation zu Situation. Mag sein, daß Sie dies Wochen oder gar Monate kostet. Aber das spielt keine Rolle, denn am Ende werden Sie Erfolg haben: Sie werden die ganze Liste durchgearbeitet haben.

Es ist wichtig, daß Sie sich dabei nicht unter Zeitdruck setzen. Gehen Sie die einzelnen Situationen an, wenn Sie sich dazu in der Lage fühlen. Sie müssen sich dazu nicht unbedingt eine genaue Frist setzen, seien Sie jedoch fair mit sich selbst. So sollten Sie beispielsweise nicht gerade einen Tag wählen, an dem Sie gefühlsmäßig belastet sind oder aber besonderen Streß ertragen müssen. Achten Sie auch auf das Wetter, wenn Sie wetterfühlig sind. Sollten Sie sich jedoch dabei ertappen, wie Sie Ihre Pläne immer und immer wieder hinausschieben, dann hinterfragen Sie Ihre Entschuldigungen. Fragen Sie ehrlich, ob diese wirklich so gut sind, wie Sie selbst glauben.

Benutzen Sie auf Ihrem Weg zur Heilung die verschiedenen Bewältigungsmethoden, die ich Ihnen vorgestellt habe. Besonders schwierige Situationen sollten Sie jeweils vorher in Gedanken durchspielen, mit positiven Gedanken und in größtmöglicher körperlicher Entspannung.

≡ Wie man sich an Supermärkte gewöhnt

Falls Sie zu jenen Menschen gehören, die sich davor fürchten, einen Supermarkt zu betreten, dann hilft Ihnen vielleicht die folgende Methode. Gehen Sie nicht allein hin, sondern in Begleitung. Bitten Sie Ihre Begleitperson, vor dem Geschäft stehenzubleiben, während Sie selbst im Supermarkt mit einem leeren Einkaufskorb eine Runde drehen. Kaufen Sie nichts, so daß Sie den Raum jederzeit und ohne große Mühe schnell verlassen können, aber hüten Sie sich davor, an diese Fluchtmöglichkeit zu denken. Konzentrieren Sie sich statt dessen auf die anderen Leute und auf die Waren in den vollen Regalen. Achten Sie darauf, daß Sie nichts einkaufen, und daß Sie den Einkaufskorb vor Verlassen des Geschäftes wieder zurückstellen.

Bei Ihrem ersten Versuch sollten Sie nicht länger als fünf Minuten im Supermarkt bleiben. Beschränken Sie sich darauf, einfach herumzulaufen. Danach sollten Sie die Zeit verlängern, bis es Sie schließlich überhaupt keine Mühe mehr kostet, im Supermarkt herumzugehen. Versuchen Sie, erst danach einige Kleinigkeiten einzukaufen. Sie werden feststellen, daß Zuversicht und Selbstvertrauen nach den ersten Versuchen rasch zunehmen.

Sie sollten für diese ersten Versuche auch jene Einkaufszeiten auswählen, in denen wenig Betrieb herrscht, und sich dann erst allmählich zu den geschäftigeren Einkaufszeiten vorarbeiten. Aber denken Sie immer daran, daß Sie selbst dann, wenn Sie mit Ihrem Einkaufskorb in einer langen Warteschlange stehen, den Supermarkt jederzeit verlassen können. Lassen Sie Ihren Korb oder Ihren Einkaufswagen einfach an Ort und Stelle stehen und gehen Sie hinaus.

Nehmen Sie es nicht zu schwer, wenn Sie eines Tages bei dieser Übung dennoch spüren, daß Angst in Ihnen aufsteigt. Das bedeutet nicht das Ende der Welt, sondern gibt Ihnen die Möglichkeit, die verschiedenen Bewältigungsmethoden zu erproben.

Denken Sie positiv!

≡ Wie man sich an's Busfahren gewöhnt

Eine ähnliche Vorgehensweise empfiehlt sich für Leute, die sich davor fürchten, in einen Bus einzusteigen. Als ersten Übungsschritt könnten Sie beispielsweise versuchen, an der Bushaltestelle zu stehen und die an- und abfahrenden Busse zu betrachten – ohne einzusteigen. Falls Sie jemand ansprechend sollte, dann warten Sie auf die Ankunft irgendeiner Person. Wenn Sie diese erste Hürde genommen haben und sich eines Tages beim Warten auf einen Bus sogar angenehme Gefühle einstellen, dann steigen Sie ein. Fahren Sie jedoch nur eine Haltestelle weiter. Auch hier sollten Sie sich für Ihre ersten Versuche eine Zeit aussuchen, in der möglichst wenig Menschen im Bus anzutreffen sind. Im Bus selbst sollten Sie die Methode des bewußten Ablenkens praktizieren. Schauen Sie aus dem Fenster, konzentrieren Sie sich auf die Gespräche anderer Leute und freuen Sie sich darüber, wie gut es Ihnen geht. Versuchen Sie, sich zu entspannen. Mit zunehmender Übung wird Ihnen dieses Verhalten zur zweiten Natur werden. Auch hier werden Sie nach den ersten gelungenen Versuchen sehr bald Zuversicht und Selbstvertrauen gewinnen, so daß Sie die Anzahl der Haltestellen von Mal zu Mal erweitern können.

≡ Seien Sie hartnäckig!

Fast jede Alltagssituation kann gedanklich in kleine, einfache Schritte unterteilt werden. Sagen Sie sich beim Üben stets, daß Sie alles unter Kontrolle haben und es keinen Grund gibt, sich zu ängstigen. Nutzen Sie dabei die besprochenen Bewältigungsmethoden und seien Sie sich darüber im klaren, daß Panikattacken nur auftreten, wenn Sie sie selbst zulassen.

Obwohl wir besprochen haben, daß Sie auf Ihrer Liste die einzelnen Situationen der Reihe nach durcharbeiten sollten, sind hier auch Ausnahmen zulässig. Falls Sie z. B. eines Tages aufwachen sollten und den starken Wunsch in sich verspüren, eine Situation anzugehen, die weit unten auf Ihrer Liste angesiedelt ist, dann sollten Sie diesem Wunsch auch nachkommen. Es gibt keinen Grund, übervorsichtig zu sein. Wenn Sie stark motiviert sind und etwas wirklich tun wollen, dann wird es Ihnen auch gelingen.

Jegliche Art von Übung ist nützlich, ganz gleich, in welcher Form sie geschieht. Sie werden niemals versagen. Vielleicht werden Sie nicht immer den vollkommenen Erfolg haben, den Sie sich zuvor gewünscht haben. Aber auch Rückschläge haben ihren Sinn, auch in solchen Fällen sammeln Sie Erfahrung. Registrieren Sie dabei auch die kleinen Fortschritte.

Lassen Sie sich von niemandem vorschreiben, wann und wo Sie sich einer Situation aussetzen. Lassen Sie sich auch von niemandem kritisieren. Sie allein entscheiden, wo Sie üben und wann. Und Sie allein urteilen über das Ergebnis. Dabei sind Ihre Gedanken wichtiger als Ihre Handlungen. Wer außer Ihnen kann Ihre Gedanken kennen, wer außer Ihnen kann wissen, wie gut Sie Ihre Gedanken kontrollieren? Wenn Sie sich beispielsweise fünf Minuten im Supermarkt aufgehalten haben, dann wissen nur Sie allein, ob Sie in dieser kurzen Zeit panische Angst verspürt haben und nahe daran waren, hinauszurennen, oder ob Sie sich in Ruhe die Waren angesehen, Leute beobachtet und die Preise verglichen haben.

≡ Liste über Ihre persönlichen Fortschritte

So sollten Sie vorgehen:

■ Machen Sie eine Liste all der Dinge, die Sie erreichen wollen. Fangen Sie mit dem Einfachsten an und hören Sie mit dem Schwersten auf. Machen Sie die Liste nur so lange, wie es Ihnen notwendig erscheint. Sie müssen nicht alles ausfüllen und können jederzeit nachtragen.

■ Für jede Situation sind fünf Versuche vorgesehen. Es bleibt jedoch allein Ihnen überlassen, wie viele Versuche Sie für sich in Anspruch nehmen.

■ Machen Sie die Schwierigkeitsgrade zwischen den einzelnen Punkten nicht zu groß. Es wäre z. B. unsinnig, an erster Stelle zu schreiben »Zum Gartentor und zurück gehen« und sich dann an zweiter Stelle bereits vornehmen »Allein in den Supermarkt gehen«. Dies wäre ein zu großer Sprung. Sie sollten mehrere kleinere Schritte dazwischenschalten.

■ Vergessen Sie nicht, bei jedem Versuch auch den kleinsten positiven Aspekt aufzuschreiben.

■ Falls Ihnen der folgende Platz nicht ausreicht, so nehmen Sie ruhig ein Extrablatt zur Hilfe.

Aufgabe	Versuch	Datum	Kommentar
I.	1.		
	2.		
	3.		
	4.		
	5.		
II.	1.		
	2.		
	3.		
	4.		
	5.		
III.	1.		
	2.		
	3.		
	4.		
	5.		
IV.	1.		
	2.		
	3.		
	4.		
	5.		
V.	1.		
	2.		
	3.		
	4.		
	5.		

Ein Leben ohne Panik

Dieses Kapitel handelt davon, wie Sie auch in Zukunft ein Leben ohne Panik führen können. Wer einmal erlernt hat, mit Panik zu reagieren, wird diese Verhaltensweise ein Leben lang beibehalten, es sei denn, er unternimmt positive Schritte dagegen.

Auch wenn es Ihnen gelungen ist, Ihrer Angst Herr zu werden, und Sie das Gefühl haben, daß alles gutgehen wird, kann es Ihnen passieren, daß eines Tages völlig unerwartet eine Panikattacke bei Ihnen auftritt. Vielleicht, weil Sie sich an diesem Tage nicht besonders gut fühlen oder einer besonderen emotionalen Belastung ausgesetzt sind. In diesem Fall sollten Sie auf das Erlernte zurückgreifen und jene Bewältigungstechniken anwenden, die Ihnen nützlich und angebracht erscheinen. Hinterher betrachten Sie das Ganze als einen harmlosen Zwischenfall und nicht etwa als den Beginn einer neuen Serie akuter Panikattacken. Versuchen Sie auch hier, positiv zu denken. Nehmen Sie diesen Zwischenfall als eine Gelegenheit zu beweisen, daß Sie Ihre Angst noch immer unter Kontrolle haben.

Zu große Sorge über einen kleinen Zwischenfall wäre höchst schädlich. Solche Sorgen sind ein Luxus, den Sie sich nicht leisten können, wenn Sie auch weiterhin vor Panikattacken bewahrt bleiben wollen. Sorge schadet Ihrer Gesundheit! Sie stellt eine Form von Streß dar. Statt dessen sollten Sie Angst, wenn Sie sie verspüren, auf produktive Weise nutzen. So kann man beispielsweise die Angst vor einer bevorstehenden Prüfung nutzen, um Reserveenergien zu mobilisieren und besser zu lernen. Wie ich bereits am Anfang dieses Buches gesagt habe, ist es das richtige Maß an Angst, das uns in die Lage versetzt, unser Bestes zu geben.

Es hat keinen Sinn, sich um Dinge zu sorgen, die wir nicht ändern können. Nehmen Sie beispielsweise ein Elternpaar, das sich Sorgen macht über das Examen seiner Tochter, oder den Fall eines Kindes, das sich Sorgen macht über den Ausgang eines Tests. In beiden Fällen ist die Sorge überflüssig: sie hat keinen Einfluß auf das Ergebnis. Auch die größte Sorge der Eltern führt nicht zum besseren Lernen des Kindes, im Gegenteil. Allzu leicht kann sie sich in intensivem Nörgeln äußern und damit beim Kind gerade das Gegenteil erreichen.

Obwohl Sorgen dieser Art völlig überflüssig sind, erwartet unsere Umgebung häufig, daß wir sie uns machen. Nur allzu leicht werden so Schuldgefühle ausgelöst. Kürzlich fragte mich beispielsweise mein Sohn, ob ich mir Sorgen machen würde um das Ergebnis seiner Klassenarbeit. Er war vollkommen bestürzt, als ich dies verneinte. Ich erklärte ihm, daß es mir keineswegs gleichgültig sei, welches Ergebnis er erziele, daß ich ihm vielmehr von Herzen das Beste wünsche. Andererseits könnte ich aber dadurch, daß ich mir Sorgen mache, das Ergebnis in keiner Weise beeinflussen. Das einzige Resultat einer solchen überflüssigen Sorge wäre die Beeinträchtigung meiner eigenen Gesundheit, und dazu gab es keinen Grund.

Sorge hat also nur dann ihren Sinn, wenn aus ihr Handlung erwachsen kann, wenn also eine Möglichkeit besteht, Dinge zu beeinflussen oder zu ändern.

Wenn Sie ängstlich sind, gleichzeitig aber die Möglichkeit haben, die Dinge zu ändern, dann sollten Sie dies auch tun. Andernfalls sollten Sie aufhören, sich Sorgen zu machen.

Bewußtes Umkehren der Gefühle

Ich habe diese Methode bereits im Kapitel ›Flucht‹, S. 66, vorgestellt. Wenn Sie dazu neigen, Entspannung als langweilig oder bei allem Neuen eher Angst als Freude zu empfinden, dann sollten Sie sich darin üben, das Gegenteil zu denken. Der Mensch ist nämlich durchaus in der Lage, seine Gefühle mittels seiner Gedanken zu beeinflussen.

Ich selbst habe vor vielen Jahren anläßlich einer Fahrt mit der Untergrundbahn diese Erfahrung gemacht. Ich fuhr die Rolltreppe hinab zur Haltestation, als ich Angst in mir aufsteigen fühlte. Während ich so dasaß und auf die Bahn wartete, nahm die Spannung in mir ständig zu, mein Magen schmerzte, mir wurde übel. Da beschloß ich, diese Fahrt als eine besonders angenehme Reise zu betrachten. Ich versuchte es mit positivem Denken, setzte mich hin und entspannte jeden Muskel meines Körpers. Anstatt mit Anspannung und Widerstand zu reagieren, gab ich mich der Fahrt ganz hin. Ich fand alles sehr angenehm. Wenn Sie sich fest vornehmen, sich über etwas zu freuen, so wird sich dieses Gefühl mit großer Wahrscheinlichkeit auch einstellen. Wenn Sie dagegen mit einer negativen Einstellung an eine Situation herangehen, werden Sie mit Sicherheit nur die schlechten Seiten sehen. Probieren Sie es ruhig einmal aus. Versuchen Sie bei nächster Gelegenheit, eine für Sie unangenehme Situation als ein angenehmes, mit Freude verbundenes Abenteuer zu betrachten. Sie werden dann feststellen, wie leicht Ihnen alles fällt.

Haben Sie erst einmal gelernt, die Macht Ihrer eigenen Gedanken auf diese Weise zu nutzen, werden Sie Ihr weiteres Leben viel besser kontrollieren können. Sie selbst bestimmen darüber, ob Sie eine Situation positiv oder negativ angehen. Warum also die Dinge nicht häufiger mal positiv betrachten?

≡ Die Entwicklung des Identitätsgefühls

Menschen mit Panikattacken, die für lange Zeit auf die Hilfe anderer angewiesen waren, verlieren allzu leicht das Gefühl für ihre eigene Identität. Respekt vor sich selbst, das Wissen um die eigene Bedeutung und das Gefühl, für andere wichtig zu sein, kann nur der entwickeln, der sich seines eigenen Wertes bewußt ist. Es genügt nicht, sich selbst als irgend jemandes Vater, Mutter oder Ehepartner zu betrachten. Denn was würde geschehen, wenn dieser Partner nun sterben oder die Kinder heiraten und wegziehen würden? Man würde seine Identität verlieren.

Seine eigene Identität zu finden, muß weder schmerzhaft noch beunruhigend sein. Es bedeutet lediglich, jene Person anzuerkennen, die Sie seit langer Zeit sind. Je besser Sie sich selbst kennen, um so leichter wird es Ihnen fallen, die für Ihr Leben richtigen Entscheidungen zu treffen. Viel zu viele Menschen betrachten sich selbst als minderwertig und berauben sich dadurch selbst der Chance, ihre eigene Identität zu finden.

Gerade die Menschen, die uns am längsten kennen, sind häufig am wenigsten dazu bereit, das liebgewonnene Bild aufzugeben, das sie sich im Lauf der Zeit von uns gemacht haben. Es fällt ihnen schwer, zu akzeptieren, daß wir uns geändert haben. Statt dessen sehen sie uns aus der gewohnten Perspektive und erwarten, daß wir uns wie früher verhalten. Dies geht uns allen so. Ich bin mir sicher, daß Sie selbst den Fehler auch schon begangen haben. Wie sehen Sie zum Beispiel Ihre Geschwister? Und ist es Ihnen nicht auch schon passiert, daß Sie in Ihren erwachsenen Kindern die Kleinen von damals gesehen haben? Der Mensch neigt nun einmal dazu, sich von den Menschen seiner Umgebung eigene Bilder zu schaffen, in der Erwartung, daß diese Menschen sich dann auch entsprechend verhalten.

Sie müssen daher bei Ihrer Umgebung mit Schwierigkeiten rechnen. Wenn Sie sich tatsächlich verändern, wenn Sie reifer werden, wird es den Ihnen nahestehenden Menschen nicht leichtfallen, dies anzuerkennen. Ihre einzige Chance besteht darin, aufrichtig zu sein gegenüber sich selbst und gegenüber den anderen. Falls Ihnen diese Gedanken Angst bereiten, sollten Sie das Buch zur Seite legen und vielleicht erst in einigen Monaten weiterlesen. Wenn Sie jedoch Zuversicht verspüren, fahren Sie fort mit dem nächsten Kapitel.

Mit Streß leben lernen

Viele gewöhnliche Ereignisse unseres Lebens besitzen ein hohes Streßpotential, über das wir uns nur allzu oft nicht bewußt sind. 1967 stellten zwei Forscher, T. H. HOLMES und R. H. RAHE, eine Liste von Alltagsereignissen auf, die streßauslösend wirken. Diese siedelten sie auf einer Skala an und ordneten ihnen Punktwerte zu von eins bis hundert. Sie konnten nachweisen, daß Menschen, die innerhalb von sechs Monaten 300 Punkte oder mehr erreichten, Gefahr liefen, schwer zu erkranken. Eine Punktzahl von 150 bedeutete ein 50%-Risiko für eine streßinduzierte Krankheit, wohingegen eine Punktzahl unter 150 dieses Risiko auf weniger als 33% herabsinken ließ. Je höher also die eigene Punktzahl ausfällt, desto notwendiger sind Schritte, den Streß zu reduzieren.

≡ Streßauslösende Alltagsereignisse

Hier einige Beispiele solch streßauslösender Alltagsereignisse mit der dazugehörigen Punktezahl:

Tod eines Ehepartners	100 Punkte
Ausscheiden aus dem Berufsleben	45 Punkte
Zunahme von Ehestreitigkeiten	35 Punkte
Änderung der Schlafgewohnheiten	16 Punkte
Ferien	13 Punkte
Weihnachen	12 Punkte

Der Streß, den jede dieser Situation beinhaltet, wird durch Veränderungen hervorgerufen. Je größer diese Veränderung ist, desto größer auch der Streßfaktor. Selbstverständlich fühlen sich die meisten von uns gestreßt durch Ereignisse wie Tod des Ehepartners, Scheidung oder Verlust des Arbeitsplatzes. Allerdings gibt es darüber hinaus noch viele andere Situationen, die zwar als angenehm empfunden werden, aber streßauslösend wirken. In diesem Zusammenhang erwähnenswert sind Ferien oder Pensionierung. Viele Menschen planen und buchen ihre Ferien mit großem Aufwand, um dann hinterher festzustellen, daß sie sich zuhause wesentlich besser erholt hätten. Mehrere Faktoren spielen dabei eine Rolle. Eine Familie besteht aus Mitgliedern unterschiedlichen Alters und unterschiedlicher Interessen. Je mehr Kinder vorhanden sind, desto größer sind diese Unterschiede. In die Ferien zu fahren bedeutet ein Loslösen von der gewohnten Umgebung und der gewohnten Alltagsroutine. Die einzelnen Familienmitglieder müssen näher zusammenrücken und diese Nähe länger ertragen als gewöhnlich. Es ist nur allzu verständlich, wenn aus einer solch veränderten Situation Spannungen erwachsen.

Zusätzlich bringt eine Fahrt in die Ferien eine Menge von Unannehmlichkeiten mit sich. Koffer müssen gepackt, Zug oder Flugzeug rechtzeitig erreicht werden, ganz zu schweigen von der Reise selbst, die für viele Menschen ein Greuel ist. Um jedoch den anderen Familienmitgliedern nicht die Freude zu verderben, unterdrücken sehr viele ihre wirklichen Gefühle und täuschen sich selbst, indem sie vorgeben, sich zu freuen.

Ähnlich verhält es sich mit der Ausscheidung aus dem Berufsleben. Viele freuen sich auf den Tag, an dem sie nicht mehr jeden Morgen aufstehen und zur Arbeit gehen müssen, aber nur die wenigsten sind wirklich auf ihren neuen Lebensstil vorbereitet. Das Ausscheiden aus dem Berufsleben bedeutet nicht nur ein geringeres Einkommen, es bedeutet auch einen Verlust an fester Tagesstruktur und an Kontaktmöglichkeiten mit Leuten außerhalb der eigenen vier Wände. Für viele Menschen bedeutet das Ende ihres Berufslebens einen Verlust an Identität, besonders dann, wenn sie nicht auf andere Aktivitäten ausweichen können. Manche verkaufen sogar ihr Haus, ziehen in die Berge, an die Küste oder an einen sonstigen Ort, von dem sie immer geträumt haben, ohne zu erkennen, daß eben dadurch der Wandel im Lebensstil noch radikaler ausfällt und die Gefahr von Angst und Depression steigt. Allein der Wechsel vom Berufsleben in den Ruhestand bedeutet einen solch gewaltigen Einschnitt, daß man die notwendige Zeit der Anpassung nicht noch zusätzlich belasten sollte. Ein Wechsel der gewohnten Umgebung sollte daher vermieden werden.

≡ Wann wirkt Veränderung als Streß?

Die menschliche Natur braucht die Gewohnheit des Alltags. Wir benötigen die Vertrautheit unserer Umgebung, eine gewisse Stabilität in unserem täglichen Leben. Vertraute Umgebungen und Beziehungen wirken schonend, denn sie erfordern nur ein geringes Maß an Aufmerksamkeit, die Verhaltensweisen haben sich eingespielt und die Dinge sind in verläßlicher Weise vorhersehbar. Nur wenn wir wissen, was wir von einer Situation zu halten haben, können wir uns wirklich entspannen.

Im allgemeinen kommen wir mit Veränderungen innerhalb unserer gewohnten Umgebung und unserer Alltagsroutine ganz gut zurecht. Zu viele Veränderungen auf einmal jedoch bedeuten eine enorme Belastung und erzeugen Angst. Große Veränderungen sollten daher vermieden oder wenigstens Schritt für Schritt durchgeführt werden. Wer beispielsweise seinen Wohnsitz wechselt, sollte weiterhin mit denselben Leuten zusammenleben. Wer seinen Arbeitsplatz wechselt, sollte möglichst die häusliche Umgebung beibehalten. Natürlich sind die äußeren Umstände nicht immer so ideal, daß man sich an diese Ratschläge halten könnte. Häufig bedeutet ein Wechsel des Arbeitsplatzes auch ein Wechsel der häuslichen Umgebung. Obwohl solche Veränderungen mitunter mit sehr positiven Gefühlen einhergehen, bedeuten sie doch einen gewaltigen Einschnitt in unser Leben und erzeugen daher Streß.

Wieviel Veränderung ein Mensch erträgt, hängt von vielen Faktoren ab, unterscheidet sich aber auch von Mensch zu Mensch. Ängstliche Naturen ertragen Veränderungen nur in kleinen Dosen. Andere wiederum benötigen den ständigen Wechsel, um »in Schwung zu bleiben«.

Besonders solche Situationen wirken angstauslösend, deren Ausgang unsicher ist. Beispielsweise die Ungewißheit über den Ausgang einer Prüfung oder das Nicht-Wissen, wann und wo man einen neuen Arbeitsplatz findet. Die beste Reaktion auf solche Situationen besteht darin, alle Möglichkeiten auf einem Blatt Papier niederzuschreiben. Überlegen Sie sich dann, was in jedem dieser Fälle zu tun sein wird.

Auf diese Weise haben Sie das Gefühl, etwas Positives zu tun und das Schicksal in die eigenen Hände zu nehmen, obwohl die Zukunft im Ungewissen liegt. Denn gerade das Gefühl, die Zukunft nicht beeinflussen zu können, erzeugt Angst und Depression.

In dieser Situation etwas zu tun, verringert das Gefühl der Hilflosigkeit und hat gleichzeitig den Vorteil, auf kommende Ereignisse vorbereitet zu sein.

Bis jetzt richteten sich die gegebenen Ratschläge vor allem an Menschen, die unter Panikattacken leiden. Die folgenden Vorschläge können jedoch von jedermann benutzt werden, um mit dem Alltagsstreß besser fertig zu werden. Es ist wichtig, diese Vorschläge mit einer positiven Einstellung anzugehen; es soll Spaß machen und Freude bereiten. Falscher Ehrgeiz wäre dabei völlig fehl am Platze, denn anstatt Streß zu reduzieren würde dadurch neuer Streß entstehen. Durch kleine Veränderungen in der Alltagsroutine kann man die Qualität des eigenen Lebens verbessern, ganz gleich, ob man zu jenen Menschen gehört, die unter Panikattacken leiden, oder nicht.

≡ Tiefenentspannung

In den zurückliegenden Jahren absolvierten viele Patienten, die sich einer psychiatrischen Therapie unterziehen mußten, während ihrer Behandlung ein Training in aktiver Entspannung. Für Menschen mit und ohne Panikattacken hat sich diese Methode als äußerst nützlich erwiesen, vorausgesetzt, daß sie regelmäßig praktiziert wird. Als Mitglieder einer Gesellschaft, die einer hohen Streßbelastung ausgesetzt ist, haben wir die Fähigkeit verloren, Körper und Geist vollkommen zu entspannen. Diese Fähigkeit muß erst wiedererlernt und regelmäßig geübt werden. Paradoxerweise haben gerade jene Menschen zum Erlernen der Methode am wenigsten Zeit, die ihrer am meisten bedürfen: die Überarbeiteten und die Gehetzten.

Leider wird die Zeit der Ruhe und Entspannung als verschwendete Zeit angesehen. Dabei ist das Gegenteil richtig: Der geringe Aufwand an Zeit, dessen es bedarf, um die Fähigkeit der aktiven Entspannung zu erlernen, macht sich in Form größerer Lebensfreude und größerer geistiger Effizienz um ein Vielfaches bezahlt.

Es ist unmöglich, eine wirklich tiefe Entspannung zu erzielen, während man beispielsweise ein Buch liest. Ich rate Ihnen daher, dieses Kapitel wieder und wieder durchzulesen, bis Sie seinen Inhalt vollkommen verstanden haben.

Der nächste Schritte besteht nun darin, die Entspannungsinstruktionen der nachfolgenden Seiten auf ein Tonband aufzunehmen. Vielleicht kennen Sie jemanden in Ihrer Umgebung, der eine sanfte, wohlklingende Stimme hat und in langsamer klarer Weise diese Instruktionen auf Band sprechen könnte. Falls Sie selbst kein Tonbandgerät besitzen und sich auch keines ausleihen können, rate ich Ihnen, die Instruktionen einige Male durchzulesen, bis Sie diese in etwa auswendig können. Obwohl es sich dabei für einen Anfänger um keine effektive Methode handelt, ist sie doch leicht anwendbar, sobald Sie erst einmal gelernt haben, sich zu entspannen.

Auch folgende Möglichkeit ist denkbar. Sie bitten jemand, den Text laut vorzulesen, während Sie die Entspannung üben. Der Erfolg dieser Methode hängt jedoch stark von der Kompetenz des Vorlesers ab, ob er oder sie in der Lage ist, die Instruktionen langsam genug zu lesen, in einer Art, daß Sie sich vollkommen auf den Inhalt des Gesprochenen konzentrieren können und nicht etwa auf die Anwesenheit des Vorlesers.

Es gibt inzwischen auch schon Kassetten zu kaufen, auf denen eine angenehm klingende Stimme Instruktionen vorliest. Solche Kassetten sind zum Erlernen der Methode besonders gut geeignet.

Vorbereitungen

Um die Methode der tiefen Entspannung zu erlernen, müssen Sie sich täglich etwa zehn Minuten Zeit nehmen. Kurze, aber häufige Übungen sind dabei wesentlich wirkungsvoller als lange und seltene. Häufig bekomme ich als Entschuldigung zu hören, daß man zwar täglich üben wolle, man aber stets durch irgend etwas dabei unterbrochen würde. Das ist eine Ausrede, die nicht zählt. Es mag zwar hin und wieder solche Fälle geben, in denen geeignete Übungsmöglichkeiten fehlen, etwa in einem sehr lauten Haus oder als Eltern kleiner aktiver Kinder, in der Mehrzahl der Fälle findet jedoch jeder eine Möglichkeit, zehn Minuten am Tag ungestört zu üben. Selbst wenn man mit anderen Menschen zusammenlebt, ist dies möglich. Sie könnten beispielsweise die Instruktionen über Kopfhörer verfolgen, während Sie nachts in Ihrem Bett liegen.

Treffen Sie Vorkehrungen, daß Sie in jenen zehn Minuten, in denen Sie üben, nur in wirklich dringenden Fällen gestört werden. Falls es Ihnen trotz alledem nicht gelingt, sich zehn Minuten am Tag einer solchen ungestörten Übungsmöglichkeit zu versichern, haben Sie bereits einen Hauptgrund für Ihre Angst und Spannung gefunden.

Als vielbeanspruchte Mutter können Sie beispielsweise die Zeit zum Üben nutzen, während Ihr Kind schläft. Müdigkeit nach einem anstrengenden Tag ist ebenfalls keine Entschuldigung, die Übung ausfallen zu lassen, im Gegenteil, sie ist eine hervorragende Voraussetzung zur Entspannung. Sie können gar nicht erschöpft genug sein, um sich zu entspannen.

Die Zeit des abendlichen Zubettgehens ist für Anfänger häufig am geeignetsten, um die Entspannungsübung zu praktizieren. Um so mehr dann, wenn Sie unter Schlafstörungen leiden. Im Bett hat man es im allgemeinen wohlig warm und ist nicht eingeengt durch unbequeme Kleidung. Viele Menschen berichten, daß sie während des Übens einschlafen – bei weitem nicht die schlechteste Art, die Übung zu beenden.

Falls Sie sich entschließen, zu einer anderen Tageszeit zu üben, sollten Sie einen bequemen warmen Platz wählen, an dem Sie sich wohlfühlen. Vergessen Sie nicht, den Telefonhörer neben die Gabel zu legen – es sind ja nur zehn Minuten. Falls Sie Kollegen oder Nachbarn mit der schlechten Angewohnheit haben, plötzlich ins Zimmer zu treten, dann schärfen Sie ihnen ein, daß Sie während der zehn Minuten Ihrer Entspannungsübung nicht gestört sein wollen. Diese »Vorwarnung« hat darüber hinaus den Vorteil, daß sich niemand Sorgen macht, wenn Sie auf Ansprache nicht reagieren. Nachdem Sie all diese Vorsichtsmaßnahmen getroffen haben, um einer Störung während dieser zehn Minuten vorzubeugen, können Sie mit der Übung anfangen. Sie werden sehen, sobald Sie die Methode erst einmal erlernt haben, können auch Störungen von außen Sie nicht mehr von der Übung abhalten. Sie werden sich zu jeder Zeit und an jedem Ort entspannen können. Bis Sie soweit sind, dauert es allerdings einige Zeit.

Legen Sie sich nun bequem auf den Rücken. Nehmen Sie ruhig eine Decke oder ein Kopfkissen zu Hilfe, um es sich bequem zu machen. Die Haltung, die Sie dabei einnehmen, ist gar nicht so wichtig, Hauptsache, daß Sie sich bequem fühlen und die Instruktionen in der unten beschriebenen Art und Weise durchführen können.

Bei den nachfolgenden Instruktionen sind jene Sätze auf getöntem Papier, die auf Band aufgenommen werden sollen. Zusätzliche Hinweise und Erklärungen sollten nicht auf Band gesprochen werden. Nach jeder Instruktion folgen fünf Punkte, die eine Pause anzeigen, während der Sie die zuvor gesprochene Instruktion ausführen sollen. Ich kann die Länge dieser Pause nicht angeben, da sie von Person zu Person unterschiedlich ist. Bevor Sie daher die Instruktion auf Band aufnehmen, sollten Sie die für Sie optimale Länge dieser Pausen herausfinden. Beispielsweise, indem Sie die Instruktionen laut vorlesen und danach die Zeit stoppen, die Sie zu ihrer Ausführung benötigen.

Instruktionen
»Legen Sie sich bequem auf den Rücken…
Atmen Sie tief durch die Nase ein, zählen Sie leise bis drei, beobachten Sie, wie sich Brust und Bauch heben, während die Luft in Sie hineinströmt…
Halten Sie die Luft für einen Moment an…
Atmen Sie langsam durch Nase und Mund aus, zählen Sie dabei leise bis drei…«

Bei dieser Übung ist es wichtig, sich nicht zu »überatmen«, d.h. nicht mehr ein- als auszuatmen. Dadurch könnte nämlich die Sauerstoffbilanz des Körpers gestört werden. Das Ergebnis wäre Schwindelgefühl und ein Gefühl der Kopfleere. Wenn Sie die Instruktionen auf Band sprechen, sollten Sie daher in der richtigen Art und Weise atmen, damit die Pausen auf dem Band die für Sie richtige Länge haben.

»Wiederholen Sie nun den ganzen Vorgang noch einmal:
Tief einatmen, langsam… und ausatmen…
Ihre Augenlider werden schwer. Sie haben den Wunsch, die Augen zu schließen. Schließen Sie Ihre Augen…
Atmen Sie langsam ein… und aus…

ein... und aus... ein... und aus...
Noch einmal, ein... und aus...
Atmen Sie ganz normal weiter.
Konzentrieren Sie sich nun auf den linken Fuß.
Bewegen Sie die Zehen des linken Fußes...
Spannen Sie alle Muskeln Ihres linken Fußes an, so fest Sie kön-
nen... Stellen Sie sich vor, die Muskeln Ihres linken Fußes seien
zusammengeknotet, fest zusammengeknotet... bleiben Sie so...«

Falls Sie zu Krämpfen neigen, sollten Sie Ihre Muskeln nicht zu
lange und heftig anspannen.

»Entspannen Sie nun die Muskeln Ihres linken Fußes, spreizen Sie
die Zehen, fühlen Sie, wie sich die Zehen lockern... Die Anspannung im linken Fuß läßt nach... der linke Fuß wird schwer... Sie
fühlen wie er hinuntersinkt, tiefer und tiefer... Konzentrieren Sie
sich nun auf die Muskeln Ihrer linken Wade... Spannen Sie Ihre
linke Wade fest an... Stellen Sie sich vor, die Muskulatur Ihrer
linken Wade sei fest zusammengeknotet...«

Auch hier sollten Sie die Muskulatur nicht zu lange und nicht zu
fest anspannen, falls Sie zu Krämpfen neigen.

»Entspannen Sie nun Ihre linke Wade... Sie spüren ganz deutlich,
wie die Spannung nachläßt, die Muskulatur frei wird... Sie fühlen,
wie die untere Hälfte Ihres linken Beines locker und schwer wird...
Sie fühlen, wie Ihr linker Unterschenkel hinuntersinkt, schwer wie
Blei...

Konzentrieren Sie sich nun auf Ihren linken Oberschenkel... spannen Sie die Muskulatur Ihres linken Oberschenkels fest an... Sie
fühlen, wie Ihr linker Oberschenkel fester und fester wird... wie
ein Knoten... Lassen Sie nun in der Spannung nach, Ihr linker
Oberschenkel wird locker und entspannt... Ihr ganzes linkes Bein
und Ihr linker Fuß werden entspannt und schwer... Sie fühlen die
Schwere, schwer wie Blei... Sie fühlen, wie Ihr linkes Bein hinabsinkt... tiefer und tiefer...«

Es muß Sie nicht beunruhigen, wenn Sie während der Übung
spüren, wie sich bereits entspannte Muskelgruppen wieder anspannen. So
könnte es beispielsweise vorkommen, daß Sie sich auf Ihre Oberschenkel-
muskulatur konzentrieren, gleichzeitig aber die Muskelspannung auch in
Ihrer Wade auftritt. Sie können sicher sein, daß all diese Muskelgruppen im
weiteren Verlauf der Übung in den Zustand der Entspannung zurückkehren.

Manche Leute finden es angenehmer, die Worte »schwer wie Blei« durch »leichte Luft« zu ersetzen oder anstatt des Wortes »Hinabsinken« das Wort »Schweben« zu benutzen. Versuchen Sie es ruhig auch einmal, wenn Sie am Anfang Schwierigkeiten mit dem Schweregefühl haben.

»Konzentrieren Sie sich nun auf Ihren rechten Fuß. Bewegen Sie die Zehen Ihres rechten Fußes. Spannen Sie alle Muskeln des rechten Fußes an... Stellen Sie sich vor, wie alle Muskeln fest zusammengeknotet sind, wirklich fest... Halten Sie diese Spannung... Entspannen Sie nun die Muskulatur Ihres rechten Fußes, spreizen Sie die Zehen und fühlen Sie, wie die Spannung nachläßt... Ihr rechter Fuß wird schwer... ganz schwer... entspannt und schwer... Sie fühlen, wie Ihr rechter Fuß hinauntersinkt, tiefer und tiefer...

Konzentrieren Sie sich nun auf die Wadenmuskulatur Ihres rechten Beines... Spannen Sie die Muskulatur Ihrer rechten Wade fest an... Halten Sie diese Spannung... Entspannen Sie nun die Muskulatur Ihrer rechten Wade... Sie fühlen, wie Ihre rechte Wade locker wird, locker und entspannt... Der rechte Unterschenkel wird schwer... ganz schwer... schwer wie Blei... Sie fühlen, wie Ihr rechter Unterschenkel hinabsinkt, tiefer und tiefer...

Nun der rechte Oberschenkel. Ziehen Sie die Muskulatur des rechten Oberschenkels fest zusammen... so fest Sie können... Halten Sie diese Spannung... Lassen Sie nun langsam in der Spannung nach... Sie spüren, wie die Spannung nachläßt, die Muskulatur leichter wird... Sie spüren, wie sich Ihr ganzes rechtes Bein entspannt und schwer wird... Ihr rechtes Bein wird schwer, schwer wie Blei... Sie fühlen, wie es hinabsinkt... tiefer und tiefer...«

In diesem Stadium der Übung kann es geschehen, daß sich ein Gefühl einstellt, als hätten sie überhaupt keine Beine. Das muß Sie nicht beunruhigen, denn dieses Gefühl entsteht durch Nachlassen der Spannung in der Muskulatur und ist somit ein Hinweis auf den Erfolg der Übung. Genießen Sie dieses Gefühl, denken Sie positiv darüber. Diese Empfindungen können keinen Schaden anrichten, geben Sie sich ihnen also ganz hin.

»Konzentrieren Sie sich nun auf Ihre linke Hand. Bewegen Sie Ihre Finger, machen Sie eine Faust... Ballen Sie die Faust, so fest Sie nur können... Halten Sie diese Spannung... Entspannen Sie nun Ihre Faust, machen Sie die Hand auf... Sie spüren, wie Ihre linke Hand leicht und locker wird... Ihre linke Hand wird schwer... entspannt und schwer... ganz schwer. Ihre linke Hand sinkt hinab, tiefer und tiefer...

Konzentrieren Sie sich nun auf Ihren linken Unterarm... Spannen Sie die Muskeln an... so fest Sie nur können... Lassen Sie nun in der Spannung nach... Sie fühlen, wie sich die Muskulatur entspannt... Ihr linker Unterarm wird leicht und locker... Sie fühlen, wie Ihr linker Unterarm hinuntersinkt, ganz schwer, schwer wie Blei...

Denken Sie nun an Ihren Oberarm... Spannen Sie die Muskeln an, so fest Sie nur können... Halten Sie diese Spannung... Lassen Sie nun in der Spannung langsam nach... Sie fühlen, wie die Spannung weicht... Sie spüren, wie Ihr ganzer linker Arm leicht und locker wird... Ihr linker Arm wird entspannt und schwer... Ihr linker Oberarm sinkt hinab... er sinkt hinab und wird schwer, schwer wie Blei...

Nun zum rechten Arm... Bewegen Sie die Finger der rechten Hand, machen Sie dann eine Faust... Ballen Sie die Faust, so fest Sie nur können... Halten Sie diese Spannung... Lassen Sie nun in der Spannung nach. Öffnen Sie Ihre Faust... Sie fühlen, wie Ihre rechte Hand leicht und locker wird... Ihre rechte Hand wird schwer... entspannt und schwer... schwer wie Blei... Ihre rechte Hand sinkt hinab, tiefer und tiefer...

Spannen Sie nun die Muskulatur Ihres rechten Unterarmes an. So fest Sie nur können... Halten Sie die Spannung... Lassen Sie nun langsam in der Spannung nach... Sie fühlen, wie Ihr rechter Unterarm locker und leicht wird... Ihr rechter Unterarm wird schwer... Ihr rechter Unterarm sinkt hinab, schwer wie Blei...

Gehen Sie nun über zum rechten Oberarm... Spannen Sie die Muskulatur an, so fest Sie nur können... Halten Sie diese Spannung... Lassen Sie nun in der Spannung langsam nach... sie fühlen, wie sich Ihr Oberarm entspannt... Ihr rechter Oberarm wird locker und entspannt... Sie spüren, wie Ihr rechter Oberarm schwer wird, schwer wie Blei... Ihr rechter Oberarm sinkt hinunter, schwerer und schwerer, schwer wie Blei... Ihre beiden Arme sinken hinab, entspannt und schwer... schwer wie Blei...«

Mit etwas Glück spüren Sie Ihre Arme und Beine in diesem Stadium der Übung nicht mehr. Werden Sie jedoch nicht ungeduldig, wenn dieses Gefühl im Moment noch ausbleibt. Es wird sich einstellen, am Anfang vielleicht nur vorübergehend und ganz kurz, wenn Sie nur fleißig üben.

»Arme und Beine sind nun in einem angenehmen entspannten Zustand. Nur Ihr Kopf und Rumpf sind noch übrig... Spannen Sie nun die Muskeln von Bauch und Gesäß an... Spannen Sie diese Muskeln an, so fest Sie nur können... Halten Sie diese Spannung... Lassen Sie nun in der Spannung nach... Sie fühlen, wie sich die Muskeln lösen... Ihre Muskeln werden weich und locker... Spannen Sie nun die Muskeln von Brust, Schultern und Rücken an... Spannen Sie diese Muskeln an, so fest Sie nur können... Halten Sie diese Spannung... Lassen Sie nun in der Spannung langsam nach... Sie spüren, wie Ihr ganzer Körper weich und locker wird... ganz locker... Ihr Körper wird schwer... ganz schwer... Sie fühlen, wie Ihr ganzer Körper hinabsinkt... schwer wie Blei...

Sie liegen bis zum Hals im warmen Wasser... Unter der Wasseroberfläche fühlen Sie nichts... nur Wärme und Entspannung...«

Falls Ihnen der Gedanke, bis zum Hals im warmen Wasser zu liegen, Unbehagen bereitet, können Sie ein anderes Bild zu Hilfe nehmen. Sie können sich z. B. vorstellen, wie Ihr Körper in einem Berg von Federn versinkt oder in warmem Sand. Lassen Sie dabei den Kopf jedoch stets frei.

»Nun zur Stirn... fest... Pressen Sie die Zähne zusammen, so fest Sie nur können... Sie fühlen die Spannung in Ihrem Hinterkopf und Ihrem Gesicht. Lassen Sie nun mit der Spannung nach... Sie spüren, wie sich die Falten auf Ihrer Stirn glätten. Ihr Gesicht wird weich... Nehmen Sie nun die Zähne auseinander, entspannen Sie Ihre Kiefermuskulatur... Atmen sie langsam ein... und aus... rhythmisch... Sie fühlen sich völlig entspannt, ein Schweregefühl durchströmt Ihren ganzen Körper...

Sie fühlen sich vollkommen entspannt... Sie genießen die Schwere, Sie werden schläfrig... Sie fühlen, wie die Wärme Ihren ganzen Körper durchströmt, so, als ob Sie am Strand in der Sonne lägen... Sie spüren eine leichte kühle Brise und hören das leise Rauschen der Wellen... Sie atmen im Takt des Wellenschlages... bleiben Sie eine Weile so liegen, ruhig und entspannt.«

Lassen Sie an dieser Stelle das Band für etwa 30 Sekunden unbesprochen. Das leise Geräusch beim Abspielen des leeren Bandes wird das Bild des Wellenrauschens am Strand noch verstärken.

Falls Ihnen die Vorstellung vom warmen sonnigen Strand nicht angenehm ist, ersetzen Sie dieses Bild. Vielleicht empfinden Sie es als angenehmer, in einem Himmelbett zu liegen, an einem See zu sitzen und zu fischen oder aber im warmen Badewasser zu liegen. Jeder von uns hat einen Lieblingsplatz, an dem er seine Alltagssorgen vergessen und sich ganz seinen Träumen hingeben kann.

»Nun haben Sie sich ausgeruht... In wenigen Augenblicken werden Sie aufwachen... Ich werde langsam bis fünf zählen. Während ich zähle, werden Sie wacher und wacher. Bei fünf werden Sie die Augen aufmachen und sich vollkommen erholt fühlen... Eins... zwei... drei... vier... fünf...«

Schalten Sie nun das Tonband ab.

Vermeiden Sie es, sofort aufzustehen. Setzen Sie sich langsam auf und versuchen Sie das Gefühl, in dem Sie sich befinden, zu genießen.

Das Grundprinzip
Es gibt natürlich viele Variationen dieser Entspannungsübung, in ihren Grundlagen sind sie jedoch alle gleich:

- Ziel ist eine Entspannung der Körpermuskulatur. Anspannung und Nachlassen der Spannung in den verschiedenen Muskelgruppen des Körpers soll unbemerkten Verspannungen entgegenwirken.

- Darüber hinaus dient das An- und Entspannen der Muskulatur dazu, die Aufmerksamkeit auf die einzelnen Regionen des Körpers zu konzentrieren. Bei manchen Leuten stellen sich immer wieder Lücken in der Konzentration ein. Sie ertappen sich dabei, wie Sie in Gedanken abschweifen und dann an etwas ganz anderes denken. Falls auch Ihnen das einmal passieren sollte, seien Sie nicht beunruhigt. Kehren Sie in Gedanken einfach wieder zur Entspannungsübung zurück, sobald Ihnen das Abschweifen bewußt geworden ist. Mit zunehmender Übung werden Sie feststellen, daß sich die Entspannung viel leichter und in viel kürzerer Zeit einstellt.

- Sobald Sie den Zustand körperlicher Entspannung erreicht haben, stellen Sie sich in Ihrer Phantasie ein Bild vor, welches das Gefühl der Ruhe und des Wohlbefindens in Ihnen verstärkt.

Ich selbst besitze ein Band mit den Wellengeräuschen des Meeres, das mir bei diesem dritten Stadium besonders hilft. Außerdem besitze ich ein Band mit Country-Musik sowie ein weiteres mit sanfter Musik zum Träumen. All dies hilft mir, das Gefühl der Entspannung während der dritten Phase zu verstärken.

Unterschätzen Sie die Macht des Geistes nicht. Sie werden überrascht sein, wie viele angenehme Bilder sich einstellen werden. Als ich einmal mein Band mit den Meeresgeräuschen einer Gruppe von Übenden vorspielte, merkte ich plötzlich, wie sich eine Frau mit der Hand den Schweiß von der Stirn wischte. Nach der Übung habe ich sie dann darauf angesprochen. Sie konnte sich gar nicht mehr daran erinnern, erzählte mir aber, daß sie in ihrer Phantasie an einem tropischen Strand lag und es ihr zu heiß wurde. Eine solche Macht besitzt unser Geist.

Wenn Sie diese Technik erst einmal beherrschen, werden Sie feststellen, daß Sie sich an jedem Ort und zu jeder Zeit in den Zustand tiefer Entspannung versetzen können.

Nur fünf Minuten Übung während eines anstrengenden Arbeitstages – und Sie fühlen sich wie neugeboren.

≡ Hypnose

Wenn Sie die Technik der tiefen Entspannung beherrschen, sind Sie nur wenige Schritte von der Hypnose entfernt. Körperliche und geistige Entspannung sind eine unabdingbare Voraussetzung für eine erfolgreiche Hypnose.

Selbsthypnose ist eine Kombination aus Hypnose und Entspannung. Dabei lernen Sie, sich im Zustande tiefer Entspannung selbst Gedanken zu suggerieren, so daß Sie in der Lage sind, Dinge zu tun oder Gefühle zu empfinden, zu denen Sie normalerweise nicht in der Lage sind. Schüchterne Menschen können sich beispielsweise durch Selbsthypnose beibringen, in bestimmten Situationen selbstsicher aufzutreten.

Selbsthypnose kann jedoch nicht aus einem Buch erlernt werden. Es gibt inzwischen kommerziell hergestellte Tonbänder zu kaufen, die Ihnen helfen sollen, beispielsweise bei einer bestimmten Diät oder wenn Sie das Rauchen aufgeben wollen. Der Erfolg solcher Bänder ist höchst unterschiedlich.

Wer ernsthaft an dieser Methode interessiert ist und sie zur Lösung bestimmter persönlicher Probleme einsetzen möchte, sollte die Hilfe eines anerkannten und ausgebildeten Hypnotherapeuten aufsuchen.

Weitere Therapien

Andere Methoden, die Spannung abbauen und Entspannung erzeugen sollen, sind z. B. Yoga, Meditation und Massage, um nur einige zu nennen. Viele stammen aus dem östlichen Kulturkreis, wo man seit Jahrhunderten den Wert der Entspannung als Mittel zur Harmonie von Körper und Geist kennt. Fast überall werden heutzutage Kurse angeboten, in denen man diese Methoden erlernen kann, beispielsweise an Volkshochschulen. Natürlich gibt es auch darüber zahlreiche Lehrbücher und Tonbänder.

Richtige Ernährungsweise

Es ist sinnlos, sich über Dinge Gedanken zu machen, die man ohnehin nicht beeinflussen kann. Gibt es jedoch eine solche Einflußmöglichkeit und sei ihre Wirkung auch noch so gering, dann sollten Sie diese auch nutzen, denn nur so wird es Ihnen gelingen, sich weniger besorgt, deprimiert und ängstlich zu fühlen.

Die enge Verbindung zwischen einem Gefühl der Hilflosigkeit und einer klinisch-manifesten Depression kann hin und wieder beobachtet werden. Wir glauben, daß sowohl körperliche als auch seelische Erkrankungen durch eigene positive Schritte des Patienten wirkungsvoll beeinflußt werden können und auf diesem Wege eine Heilung schneller erreicht wird als durch passives Warten auf Hilfe von außen.

Vorbeugung im Sinne eigener positiver Schritte zum Schutze der Gesundheit stellt eine Erweiterung dieses Selbsthilfegedankens dar, dessen Sinn darin besteht, eine Krankheit gar nicht erst entstehen zu lassen. In diesem Sinne ist die Mahnung zu verstehen, die eigenen Ernährungsgewohnheiten zu verbessern durch Vermeidung von zuviel Zucker und Salz zugunsten einer faser- und ballaststoffreichen Kost.

Seelische Erkrankung und Ernährung

Wie es eine Verbindung zwischen Ernährung und körperlichen Erkrankungen gibt, existiert nach neuesten Forschungsergebnissen ein Zusammenhang zwischen seelischen Erkrankungen und Ernährungsweise. Pellagra beispielsweise, eine Krankheit, die mit Depression und Verblödung einhergeht, ist Folge einer unzureichenden Ernährung mit Vitamin B.

In gleicher Weise kann eine Änderung der Vitamin- und Mineral-
stoffzufuhr seelische Erkrankungen auslösen, aber auch lindern. Ähnlich,
wenn auch vielleicht in weniger ausgeprägter Weise, beeinflußt die Ernährung unser Alltagsbefinden. Dieser Einfluß kann positiver, selbstverständlich aber auch negativer Art sein. Überernährung, d.h. das Zuführen von
mehr Nahrung als der Körper benötigt, reduziert beispielsweise den inneren
Antrieb. Wir können unsere Gesundheit stärken und unsere Vitalität steigern, indem wir uns weniger reichlich ernähren. Häufig reicht allein das
Vermeiden von Nahrungsmitteln, die zuviel Zucker, Koffein, Alkohol, Salz
oder künstliche Zusatzstoffe enthalten, um unsere Vitalität zu steigern.
Essen Sie weniger davon, oder noch besser: Vermeiden Sie solche Lebensmittel ganz. Ersetzen Sie sie durch

- Früchte und frisches Gemüse
- Vollkornbrot
- mageres Fleisch und Fisch.

Sie werden feststellen, wie Sie sich bei einer solchen Ernährungsweise sehr bald frischer, lebendiger und leistungsfähiger fühlen und im
gleichen Zuge weniger empfänglich werden für Angst.

Ihr Körper verlangt nach gesunden Lebensmitteln

Natürlich stellen sich die Auswirkungen einer solch gesünderen
Ernährungsweise erst allmählich ein. Haben Sie sich über längere Zeit zu
reichlich und zu ungesund ernährt, werden Sie vielleicht sogar milde Entzugssymptome verspüren, wenn Sie Ihre Ernährung plötzlich umstellen. Im
allgemeinen sind diese Entzugssymptome nicht besonders schwer, können
aber in Einzelfällen Kopfschmerzen, Irritierbarkeit, innere Unruhe und ein
verstärktes Verlangen nach den Lebensmitteln hervorrufen, die Sie gerade
aufgeben wollen. Es ist die Antwort unseres Körpers auf den Verlust der
liebgewonnenen Substanz. Aber Stoffe, nach denen unser Körper verlangt,
müssen nicht notwendigerweise auch gut sein für die Gesundheit, wie die
Beispiele Koffein und Zucker zeigen. Gerade der Verzicht auf Koffein kann
solche Entzugssymptome hervorrufen, die etwa ein bis zwei Tage dauern
und keineswegs unerträglich sind, besonders wenn Sie daran denken, daß
Sie Ihrer eigenen Gesundheit zuliebe entsagen. Haben Sie erstmal Ihre
ungesunde Ernährungsweise aufgegeben, werden Sie feststellen, wie Ihr
Körper von Zeit zu Zeit nach den gesunden Lebensmitteln verlangt: Ihr
Körper teilt Ihnen mit, daß möglicherweise irgendetwas aus dem chemi-
schen Gleichgewicht geraten ist. Ich erinnere mich an die Geschichte eines

kleinen Jungen, der im Alter von drei Jahren ins Krankenhaus aufgenommen wurde, weil er zuviel Salz aß. Eine zu große Menge Salz in unserer Nahrung kann jedoch schädlich sein. Bei Testuntersuchungen zeigte sich, daß dem Körper des Jungen die Fähigkeit fehlte, einen normalen Salzspiegel aufrechtzuerhalten, wie er für das fehlerfreie Funktionieren eines Körpers Voraussetzung ist. Sein ständiges Verlangen nach Salz hatte also den Sinn, diesen Defekt auszugleichen.

Ein anderes Beispiel: Von Zeit zu Zeit bekomme ich einen Heißhunger auf Schokolade. Es gibt Tage, an denen ich nichts anderes esse als nur Schokolade (eine Ernährungsweise, die ich Ihnen unter keinen Umständen empfehlen kann). Als Folge dieser Ausschweifung fühle ich mich am nächsten Tag sehr nervös. Ich bekomme dann leichter Angst als sonst. Gleichzeitig fühle ich ein Verlangen nach Huhn, Bananen oder sogar Orangensaft. So äußert sich der Wunsch meines Körpers, das chemische Gleichgewicht wieder herzustellen.

Manche Leute nehmen Vitamintabletten zu sich. Große Dosen an Vitamin B jedoch können Depressionen erzeugen oder auch Angst hervorrufen. Weit verbreitet ist beispielsweise die Einnahme von Vitamin B_6 bei Frauen vor der Monatsblutung, um dadurch der Nervosität und Depression entgegenzuwirken. Es scheint jedoch besser zu sein, nicht das Vitamin B_6 allein, sondern den gesamten Vitaminkomplex einzunehmen, so daß verschiedene Vitaminkomponenten sich ergänzen können. Der Pantothensäure wird nachgesagt, daß sie nervlicher Anspannung entgegenwirkt, Vitamin C soll gut sein gegen Streß. Kalzium beruhigt, vielleicht ist dies der Grund dafür, warum manche Leute vor dem Zubettgehen ein Glas heiße Milch trinken (Milch ist reich an Kalzium). Bananen und Kartoffeln sind reich an Substanzen, die ebenfalls eine beruhigende Wirkung auf den Körper haben.

Bei einer ausgewogenen Ernährung bedarf unser Körper keiner zusätzlichen Vitamingabe, um gesund zu bleiben. Die Einnahme von Vitamintabletten gegen Streß sollte daher nur unter der Aufsicht eines Arztes erfolgen.

Aus dem Gesagten ergeben sich Folgerungen für Menschen, die unter Panikattacken leiden:

Ernähren Sie sich richtig und vermeiden Sie Lebensmittel, die Ihr Körper nicht braucht. Achten Sie besonders dann auf richtige Ernährung, wenn Sie einer angstauslösenden Situation entgegensehen. Wenn Sie z. B. Angst vor einer bevorstehenden Prüfung haben, sollten Sie sich bereits Wochen zuvor besonders sorgfältig ernähren. Sie werden sich dann wohler, munterer und weniger nervös fühlen.

═══ Sport

Eine sensible, ausgewogene Ernährungsweise steigert die geistige Leistungsfähigkeit und die Fähigkeit zur emotionalen Kontrolle. Dieser sinnvolle Effekt kann durch Sport noch gesteigert werden. Denken Sie darüber nach. Die große Mehrheit aller Erwachsenen macht keinen Gebrauch von ihren körperlichen Fähigkeiten. Nur wenn wir auf die Gesundheit von Körper und Geist gleichermaßen achten, fühlen wir uns wohl.

Jeder Hundebesitzer weiß, daß sein Tier regelmäßigen Auslauf braucht, um gesund zu bleiben. Bei uns selbst jedoch sind wir nachlässig und achten nicht auf regelmäßige Bewegung. Wer einen Großteil seiner Zeit mit geistiger Arbeit verbringt, muß für körperlichen Ausgleich sorgen. Wo dies nicht geschieht, entsteht Streß. Gerade weil sich in einer komplexen Gesellschaft wie der unsrigen Streß und emotionale Belastung nicht vermeiden lassen, ist eine gute körperliche Verfassung notwendig, um solch seelischen Belastungen standzuhalten.

Wie ich schon erwähnte, lag der ursprüngliche Sinn der Angstsymptome darin, den Körper bei Gefahr auf Aktion vorzubereiten – entweder auf Kampf oder auf Flucht. Streß kann entstehen, wenn sich ungelöste Probleme summieren oder wenn große Sorgen das Individuum bedrücken. Sport gibt dem Körper die Möglichkeit, auf Streßsymptome in der ihm gemäßen Art durch Bewegung zu reagieren. Menschen, die regelmäßig Sport treiben und in guter körperlicher Verfassung sind, werden bestätigen, daß sie sich nach körperlicher Anstrengung geistig gestärkt fühlen und Ruhe sowie körperliches Wohlbefinden verspüren.

Wer unter leicht erregbarer Angst leidet, tut gut daran, regelmäßig Sport zu treiben. Man hüte sich jedoch als Untrainierter vor zu plötzlicher körperlicher Belastung. Wer jahrelang keinen Sport getrieben hat, sollte langsam und vorsichtig damit beginnen, alles andere wäre gefährlich. Untrainierte Muskeln können nur langsam und ganz allmählich in Form gebracht werden. Das gilt auch für unser Herz, das ebenfalls ein Muskel ist. Wer übergewichtig ist oder aus sonstigen Gründen Anlaß hat, an seiner körperlichen Gesundheit zu zweifeln, sollte unter allen Umständen einen Arzt aufsuchen, bevor er mit körperlichem Training beginnt.

Schwimmen ist eine empfehlenswerte, weil relativ sichere Sportart. Es beansprucht die großen Muskelgruppen unseres Körpers, ohne daß dabei die Beine solch großer Belastung ausgesetzt wären wie beispielsweise beim Jogging.

Es ist nicht Aufgabe dieses Buches, Für und Wider verschiedener Sportarten gegeneinander abzuwägen. Es geht vielmehr darum, die Fähigkeit zu erwerben, mit der eigenen Angst besser umgehen zu können. In diesem Punkt werden Sie große Fortschritte bei sich feststellen, wenn Sie vernünftige Ernährung mit regelmäßigen sportlichen Übungen kombinieren, die Ihrem Alter, Ihrem Körperbau und Ihrem Gesundheitszustand angemessen sind.

Die Anpassung an einen solch gesunden Lebensstil muß jedoch langsam erfolgen. Der Versuch etwa, in vielen Jahren liebgewonnene Gewohnheiten über Nacht zu ändern, kann mehr schaden als nützen. Gehen Sie daher langsam vor, Schritt für Schritt.

Bereits nach den ersten Erfolgen werden Sie feststellen, wie wenig Sie sich nach der ungesunden Ernährung zurücksehnen und wie sehr Sie den regelmäßigen Sport genießen.

Angstreduzierung durch Problemlösen

Schwierigkeiten konstruktiv anzugehen ist eine hervorragende Methode, um Angst zu verringern. Wer seine Probleme hingegen nur zögernd anpackt, vergrößert damit die Unsicherheit und damit seine Angst. Anstatt von Ihrem Problem davonzulaufen, sollten Sie es anpacken nach dem Motto:

Angriff ist die beste Verteidigung.

Zauderer laufen Tage oder gar Wochen mit ihren ungelösten Problemen herum, mit der Folge, daß ihre Hintergrundsangst ansteigt und ihre Leistungsfähigkeit sich verringert; letzteres um so mehr, wenn sich Schlaflosigkeit hinzugesellt. Das Problem aber wird dadurch seiner Lösung keinen Schritt nähergebracht.

Eine weitere typische Verhaltensweise solcher Zauderer besteht darin, wahllos die erstbeste Möglichkeit zu ergreifen, ohne verschiedene Alternativen gegeneinander abzuwägen. Auch diese Methode leistet keinen guten Dienst gegen die Angst. Wer immer nur die erstbeste Lösungsmöglichkeit ergreift, die sich ihm bietet, trägt in seinem Unterbewußtsein stets den nagenden Zweifel mit sich herum, ob seine Entscheidung wirklich der Weisheit letzter Schluß war.

So sollten Sie vorgehen!

Gehen Sie folgendermaßen vor, wenn Sie ein Problem anpacken:

– Formulieren Sie das Problem möglichst exakt. Schreiben Sie es als Überschrift auf ein leeres Blatt Papier.

– Überlegen Sie sich noch einmal, ob es sich bei dem Geschriebenen tatsächlich um den Kern Ihres Problems handelt. Vielleicht existieren mehrere Probleme gleicher Wichtigkeit, die untereinander verknüpft sind. Schreiben Sie in diesem Fall jedes Problem auf ein einzelnes Blatt. Entscheiden Sie sich nun, mit welchem Sie beginnen wollen. Falls Ihnen, während Sie sich mit einem Problem befassen, Lösungsmöglichkeiten für ein anderes einfallen, schreiben Sie es sofort auf das entsprechende Blatt Papier.

– Schreiben Sie alle Lösungsmöglichkeiten auf, die Ihnen in den Sinn kommen, ganz gleich, wie lächerlich Ihnen diese im ersten Augenblick erscheinen mögen. Dieser ganze Vorgang kann wenige Minuten, vielleicht aber auch mehrere Wochen dauern, je nachdem, um was für ein Problem es sich handelt und wieviel Zeit Sie damit verbringen. Lassen Sie sich nie dazu verleiten, über weitere Lösungsmöglichkeiten nicht mehr nachzudenken, nur weil Ihnen eine als besonders angenehm erscheint. Nicht immer ist die erste Idee auch die beste.

– Nachdem Sie alle Lösungsmöglichkeiten in der oben beschriebenen Art aufgelistet haben, beginnen Sie, über jede einzelne nachzudenken und das Für und Wider abzuwägen. Dabei ist die Anzahl der Punkte, die für eine Lösungsmöglichkeit sprechen, nicht gleichzusetzen mit deren Bedeutung. So mag eine Lösungsmöglichkeit mit einem einzigen, aber überwältigenden Vorteil besser sein als eine andere Möglichkeit, für die ein halbes Dutzend weniger gute Gründe sprechen. Dafür ein Beispiel anhand eines alltäglichen Familienproblems.

– Fragen Sie sich bei allen von Ihnen abgelehnten Vorschlägen nach dem Grund dieser Ablehnung. Vielleicht entdecken Sie dabei eine einfache Lösung des Dilemmas.

Im oben beschriebenen Fall könnte die Lösung z. B. so aussehen, daß nicht Sie, sondern ein anderes Familienmitglied Einkäufe besorgt, entweder weil er die Sprache besser spricht, oder aber, weil ihm die Sprachschwierigkeiten, die dabei entstehen, wenig ausmachen.

Praktisches Beispiel: Lächerliche Ideen

Ich kann mich an mindestens zwei Gelegenheiten in meinem Leben erinnern, bei denen ein Problem auf die im ersten Augenblick denkbar lächerlichste Weise gelöst wurde. Eines dieser Probleme betraf meine Familie. Mein Ehemann und ich wollten uns damals ein zusätzliches Schlaf- und Badezimmer einrichten, und wir überlegten uns, auf welche Art und Weise wir unser Haus am sinnvollsten erweitern sollten. Die augenfälligste Lösung dieses Problems bestand darin, über unsere Garage anzubauen. Beim Durchrechnen der Kosten erwies sich diese Lösung des Problems jedoch als nicht finanzierbar. Scherzhaft schlug mein Mann damals vor, unser ältester Sohn, für den der zusätzliche Raum gebaut werden sollte, weil er sich mit seinem jüngeren Bruder im gemeinsamen Zimmer nicht mehr vertrug, solle doch in der Garage schlafen.

Diese im ersten Augenblick lächerliche Idee erwies sich jedoch nach näherem Überlegen als durchaus brauchbar. Wir bauten die Garage zu einem Kinderzimmer für unseren Sohn um und parkten fortan unser Auto auf der Straße. All dies kostete nicht halb so viel wie ein Anbau über der Garage.

Praktisches Beispiel: Viele Fragen führen zur richtigen Entscheidung

Sie und Ihr Gatte schmieden Plänen für den nächsten Urlaub. Mit zur Familie gehören ein 15jähriger Sohn und eine 17 Jahre alte Tochter.

Fahren Sie alle zusammen in die Ferien?
In manchen Familien haben alle Mitglieder die gleichen Interessen, Neigungen und Abneigungen und daher keinerlei Probleme, einen Urlaub zu finden, der allen gleichermaßen zusagt. Dieser Fall ist jedoch relativ selten, besonders dann, wenn Jugendliche mit zur Familie gehören.

Wenn die Interessen der verschiedenen Familienmitglieder nicht miteinander vereinbar sind, sie aber dennoch gemeinsam in Urlaub fahren wollen, stellt sich die Frage nach dem Verzicht. Gibt es eine Lösung, mit der jeder zumindest teilweise zufrieden wäre? Wenn ein Teil der Familie z.B. lieber am Strand Urlaub machen möchte, während der andere Teil lieber das Nachtleben einer Großstadt genießen möchte, könnte ein Kompromiß so aussehen, daß die Hälfte des Urlaubs am Strand, die andere Hälfte aber in der Stadt verbracht wird.

Wie sehen die Alternativen aus?

Einmal können Sie und Ihr Gatte allein in Urlaub fahren. Wo bleiben die Kinder während dieser Zeit? Sollen sie allein in Urlaub fahren oder sollten sie besser zuhause bleiben, vielleicht unter Aufsicht der Großeltern? Können Sie die Kinder allein lassen?

Die Anzahl der denkbaren Möglichkeiten ist groß. Allzu häufig greifen wir unüberlegt und aus alter Gewohnheit zu vertrauten Lösungen, ohne andere, vielleicht bessere, in Erwägung zu ziehen. Wenn Sie sich jedoch die Mühe machen, die Lösung Ihres Problems auf die hier beschriebene Art und Weise herauszufinden, können Sie sicher sein, daß Sie die bestmögliche gewählt haben. Es fällt Ihnen dann leichter, zu dieser Lösung auch zu stehen, so daß Sie nicht ständig an der Richtigkeit Ihrer Entscheidung zweifeln.

Wenn Sie unter Panikattacken leiden, kann es Ihnen geschehen, daß unbedeutende Kleinigkeiten Angst bei Ihnen auslösen. Etwa die harmlose Befürchtung, in einem Land einkaufen zu müssen, dessen Sprache man nicht versteht. Vielleicht scheitert dann der gemeinsame Urlaub, auf den sich die anderen Familienmitglieder einigen konnten, an einer solch unbedeutenden, aber für Sie angstauslösenden Befürchtung.

Problemliste

Schreiben Sie sich Ihre Sorgen vom Herzen. Schreiben Sie auf, was Sie bedrückt und was Sie dagegen tun könnten. Indem Sie sie aufschreiben, werden Ihre Probleme greifbarer und dadurch eher lösbar.

Wenn Sie viele Probleme haben, aber wenig Zeit, sollten Sie sich eine Liste machen. Sie werden sehen, mit welcher Genugtuung Sie jedesmal ein Problem durchstreichen, nachdem Sie eine Lösung dafür gefunden haben. Der Ehrgeiz, auch den nächsten Punkt auf dieser Liste durchzustreichen, wird Sie weiter anspornen.

Wie bereits mehrfach erwähnt, ist es das Gefühl der Unsicherheit in Verbindung mit der Befürchtung, die Kontrolle über sich selbst zu verlieren, das Angst entstehen läßt.

Diese Angst kann erheblich reduziert werden, indem man die eigenen Probleme positiv anpackt und in konstruktiver Weise löst.

Teil III
Hilfe von Freunden

Im dritten Teil dieses Buches sollen Möglichkeiten gezeigt werden, wie sich Menschen, die unter Panikattacken leiden, und ihnen nahestehende Personen untereinander besser helfen können. Bis zu dieser Stelle richtete sich das Buch vor allem an den Leser mit Panikattacken, denn nur der Betroffene kann sich letzten Endes selbst heilen. Häufig wollen aber auch Außenstehende, Angehörige aus der Familie etwa, mehr über diese Krankheit wissen, um besser helfen zu können. Der letzte Teil dieses Buches beschäftigt sich mit diesem Thema und zeigt sinnvolle Möglichkeiten der Hilfe auf. Darüber hinaus soll noch ein häufig vernachlässigtes Thema angesprochen werden: das Auftreten von Panikattacken bei Kindern.

Hilfe von außen

In früheren Kapiteln habe ich mehrfach gezeigt, wie nahestehende Angehörige die Symptomatik bei den Betroffenen noch verschlimmern können, ohne dies zu wollen. Nun möchte ich Wege aufzeigen, wie Angehörige oder nahestehende Freunde Betroffenen, die unter Panikattacken leiden, sinnvoll helfen können.

Wenn Sie selbst betroffen sind, ist es Ihnen vielleicht schon einmal passiert, daß Sie von Freunden oder Familienangehörigen gefragt wurden, wie Sie Ihnen denn am besten während eines Panikanfalles helfen könnten. Bevor ich jedoch darauf eingehen werde, möchte ich einen Moment innehalten, um gemeinsam mit Ihnen zu überlegen, welche Personen Sie in Ihre Krankheit einweihen sollten und welche nicht.

☰ Akute Phase

In ihrer akuten Phase haben die meisten Betroffenen wenig Kontakte außerhalb der Familie. Es ist unwahrscheinlich, daß Sie in dieser Zeit in der Lage sind, Ihren Arbeitsplatz oder gar eine größere Gesellschaft aufzusuchen. Diese akute Phase sollte allerdings nur wenige Monate dauern. Obwohl Sie sich in dieser Zeit innerlich getrieben und besorgt fühlen und Sie sich schwer konzentrieren können, sollten Sie dennoch versuchen, allen, die sich um Sie kümmern, möglichst genau zu erklären, wie Sie sich fühlen.

Dieser Versuch dient einem doppelten Zweck. Zum einem hilft es den Menschen, die Ihnen helfen wollen, Sie besser zu verstehen. Zum zweiten kann der Versuch, anderen seine Gefühle zu erklären dazu führen, daß Sie sich durch das Erklären von Ihrer Angst distanzieren und die Angstspirale damit durchbrechen.

Viele Betroffene haben während der akuten Phase größte Angst davor, im Hause alleingelassen zu werden. Viele Hausfrauen, die ich behandelt habe, berichteten mir, daß sie in dieser Zeit ihren Ehemann baten, nicht zur Arbeit zu gehen, sondern zuhause bei Ihnen zu bleiben. Das brachte die Ehemänner dieser Frauen häufig in eine schwierige Lage. Bleibt der Mann zuhause, bekommt er unter Umständen Schwierigkeiten mit seinem Arbeitgeber oder setzt sich gar finanzieller Belastung aus, und das zu einer Zeit, in der die Ehe besonders gefährdet ist. Vielleicht wäre es daher in einer solchen Situation besser, eine gute Freundin oder einen nahen Verwandten, der nicht arbeiten muß, zu bitten, in dieser schwierigen Phase Beistand zu leisten.

SUSAN, deren Fall ich auf S. 42 beschrieben habe, fürchtete sich davor, den ganzen Tag allein zuhause zu sein. Ihr Mann, der sich größte Mühe um sie gab, konnte jedoch nicht zuhause bleiben, weil er sonst seinen Arbeitsplatz verloren hätte. SUSAN akzeptierte dies. Glücklicherweise verstand sie sich gut mit ihrer Nachbarin, die SUSAN's Problem kannte und bereit war, ihr in der Krise vorübergehend zu helfen. Wann immer nun SUSAN Panik in sich aufsteigen fühlte, versuchte sie sich zuerst abzulenken, indem sie sich ganz auf die Hausarbeit konzentrierte. Nur wenn dies nicht gelang, klopfte sie bei ihrer Nachbarin an, in deren Gesellschaft sie sich sicherer fühlte.

Ich kann jedem, der sich in der akuten Phase befindet, nur raten, sich an SUSAN ein Beispiel zu nehmen. Falls Sie niemand in der Nähe haben, auf den Sie sich verlassen können, könnten Sie vielleicht jemanden einladen, um für einige Tage oder Wochen bei Ihnen zu wohnen, zumindest so lange, bis Sie das Schlimmste überstanden haben. Aber auch in diesem Falle sollten Sie stets daran denken, daß es sich dabei nur um eine zeitlich befristete Lösung handeln kann. Versuchen Sie daher bereits während der Anwesenheit Ihres Besuchers durch Anwendung der verschiedenen Bewältigungsmethoden mit Ihrer Angst fertig zu werden. Auf keinen Fall sollten Sie damit bis nach der Abreise Ihres Besuches warten. Außerdem empfehle ich Ihnen, nicht ständig mit Ihrem Gast zusammenzusein. Fordern Sie ihn auf, von Zeit zu Zeit das Haus zu verlassen, und sei es nur für zehn Minuten, um in einem nahegelegenen Geschäft etwas einzukaufen, so daß Sie sich allmählich wieder an das Alleinsein gewöhnen können. Es ist nicht empfehlenswert, jemanden mehrere Tage lang ständig um sich zu haben.

Sollte Ihre Angst so groß sein, daß Sie weder alleine noch in ständiger Begleitung einer Person zuhause damit fertig werden können, so gibt es immer noch die Möglichkeit, sich von Ihrem Hausarzt kurze Zeit in ein Krankenhaus einweisen zu lassen. Hier können Sie sich erholen und den notwendigen Abstand zu den Dingen des Alltags gewinnen. Solch ein Aufenthalt ist kein Grund, sich Sorgen zu machen; er kann vielmehr zu einer erheblichen Linderung Ihrer Beschwerden führen.

In der akuten Phase ist es besonders ratsam, immer jemand in der Nähe zu haben, an den man sich bei Einsetzen der Angst wenden kann. Natürlich werden Sie um so schneller gesund, je selbständiger Sie auch in der akuten Phase sein können.

≡ Gelegentliche Panikattacken

Wie ich bereits an früherer Stelle bemerkte, verlassen Menschen mit Panikattacken während ihrer akuten Phase nur selten das Haus. Die Notwendigkeit, andere Menschen außerhalb der Familie in das Problem einzuweihen, besteht daher in diesen Fällen nicht. Anders verhält es sich bei Menschen, die unter gelegentlichen Attacken leiden. Sie führen in aller Regel ein normales Leben, so daß sich für sie eher die Frage stellt, wen sie in ihr Problem einweihen sollen.

Im großen und ganzen kann ich Ihnen dazu raten, so wenig Leute wie möglich in Ihre Problematik einzuweihen. Nicht etwa deswegen, weil Sie sich Ihrer Panikattacken schämen müßten. Aber bei jedem Versuch, anderen Ihre Symptomatik zu erklären, würden Sie in dem Glauben bestärkt, Sie seien anders als die meisten Menschen. Gerade dieser Glaube ist jedoch für Menschen schädlich, die unter gelegentlichen Panikattacken leiden. Viel heilsamer hingegen ist es, sich für so normal wie irgend möglich zu halten. Die Betroffenen sollten nicht nachlassen in ihren Versuchen, ihre Panikattacken zu überwinden, sie sollten Rückschläge ignorieren und ein Leben führen, das so normal wie möglich sein sollte. Wenn Sie sich hingegen als jemanden sehen, der unter einer Behinderung leidet, wird Ihnen ein solch normales Leben kaum gelingen. Sie sollten keinem die Gelegenheit geben, Sie Ihrer Panikattacken wegen als Behinderten zu behandeln, ganz gleich, was geschieht. Haben Sie nämlich erst einmal Ihre Panikattacken überwunden, kann es Ihnen passieren, daß Sie auch weiterhin noch als Behinderter behandelt werden, und es wird Sie lange Zeit und viel Mühe kosten, Ihre Umgebung dazu zu bringen, Sie völlig normal zu behandeln.

Mein Rat an alle, die nur unter gelegentlichen Panikattacken leiden, lautet daher, diese Tatsache solange für sich zu behalten, bis Sie in eine konkrete, für Sie angstauslösende Situation geraten, die Sie nicht vermeiden können. Ich selbst beispielsweise war nie sehr glücklich darüber, wenn ich mit der Untergrundbahn fahren mußte. Vor einigen Jahren nun, als mir dies noch sehr viel mehr ausmachte als heute, war ich zusammen mit einer Arbeitskollegin in der Stadt in einer Konferenz. Wir gedachten mit der U-Bahn zu fahren; da ich jedoch damals unsicher war, ob ich meine Angst unter Kontrolle halten könnte, entschloß ich mich, meine Kollegin einzuweihen, ihr von meinen Panikattacken zu erzählen und sie vorzuwarnen vor dem, was geschehen könnte. Ich erklärte ihr, daß unter Umständen eine Panikattacke bei mir einsetzen könne und ich dann den Zug verlassen müsse. Das sei jedoch kein Grund für sie, sich Sorgen zu machen. Ich sagte ihr, daß ich in einem solchen Fall den Zug an der nächsten Haltestelle verlassen, mich hinsetzen und den Kopf auf meine Knie legen würde, bis es mir besser ginge. Glücklicherweise hatte ich ihr das alles vor der Fahrt erklärt, denn tatsächlich trat das Befürchtete ein. Ich verließ den Zug und tat, was ich ihr geschildert hatte. Wäre sie nicht vorgewarnt gewesen, hätte sie sich nur unnötige Sorgen gemacht oder vielleicht sogar etwas Schädliches unternommen.

Wenn Sie sich einmal in einer ähnlichen Situation befinden sollten, so empfehle ich Ihnen, Ihrem Begleiter – vollkommen ruhig, aber auch bestimmt – genau zu erklären, wie Sie sich im Falle einer Panikattacke verhalten würden.

Betrachten Sie diese Erklärung als eine Art Rückversicherung und legen Sie so im voraus einen Weg fest, auf dem Sie im Falle eines Falles der Angst entkommen können.

Panikattacken bei Kindern

Es ist eher unwahrscheinlich, daß Kinder Panikattacken entwickeln, nachdem sie solche bei Erwachsenen miterlebt haben. Dennoch ist es nicht ratsam, Kinder eine Panikattacke mit ansehen zu lassen, wenn sich dies irgendwie vermeiden läßt. Ist dies nicht möglich, dann versuchen Sie die Dinge so einfach und ruhig wie möglich zu erklären. Sie könnten z.B. sagen, daß Sie sich von Zeit zu Zeit unwohl fühlen, dieses Unwohlsein aber nur kurze Zeit anhält und es kein Grund ist, sich Sorgen zu machen.

Das wichtigste ist, daß Sie die Kinder durch Ihre Angst nicht erschrecken. Wenn sie sehen, wie Sie ruhig und planmäßig mit Ihrer Angst umgehen, werden sie Ihr Verhalten übernehmen und dadurch lernen, mit ihren eigenen Ängsten in ähnlicher Weise umzugehen. Wenn Sie hingegen bei einer Panikattacke hysterisch reagieren, werden Sie Ihr Kind dadurch erschrecken und es wird Sie als eine Art Invalide betrachten.

Sind Ihre Kinder bereits älter, kann ein tieferes Verständnis der Erkrankung nur von Vorteil für sie sein. Vermeiden Sie es jedoch, Ihre Familie gewissermaßen zum Sklaven Ihrer Krankheit zu machen. Wahrscheinlich wird man Ihnen mit großer Aufmerksamkeit begegnen, keinesfalls aber sollten Sie ein solches Verhalten als selbstverständlich voraussetzen.

≡ So können Sie Ihrem Kind helfen!

Es ist kein Ding der Unmöglichkeit, daß bereits Kinder unter Panikattacken leiden. Bei mir selbst setzten diese im Alter von etwa zehn Jahren ein. Während ein Teenager mit Panikattacken dieses Buch verstehen und den Inhalt zu seinem Vorteil nutzen kann, verhält es sich bei jüngeren Kindern anders. Der Schlüssel zum Erfolg heißt hier, schnell zu handeln. Im Falle von Panikattacken bei Kindern kommt es darauf an, ihre Angst so früh wie möglich zu zerstreuen.

≡ Praktisches Beispiel: Im Bus

Als mein Sohn RICHARD etwa elf Jahre alt war, mußte er jeden Samstagnachmittag für eine halbe Stunde mit dem Bus fahren. Begleitet wurde er dabei von seinem 13 Jahre alten Bruder und seiner neunjährigen Schwester. Der Bus war häufig überfüllt, so daß die Kinder einen Teil der

Fahrt oder die ganze Zeit über stehen mußten. Während nun sein Bruder und seine Schwester schon immer eine Neigung hatten, reisekrank zu werden, hatte ich so etwas bei RICHARD bisher noch nie feststellen können.

Eines Samstagnachmittags im Sommer äußerte RICHARD plötzlich, daß ihm das Busfahren keinen Spaß mehr mache. Er weigerte sich einzusteigen. Bei näherem Fragen erfuhr ich, daß es ihm bei seiner letzten Busfahrt schlecht geworden war. Es war heiß gewesen und RICHARD hatte bei schlechter Luft fast die ganze Fahrt über stehen müssen. Als ihm übel wurde, mußte er jemanden bitten aufzustehen, um den Rest der Fahrt überstehen zu können. Nun hatte er verständlicherweise davor Angst, daß so etwas erneut geschehen könnte.

Alles kam nun darauf an, RICHARD mit logischen Gründen sein Verhalten zu erklären, so daß er bei der nächsten Fahrt vorbeugende Schritte unternehmen konnte, die eine Wiederholung ausschlossen. Ich wies ihn daher darauf hin, daß es einem in einem überfüllten Bus bei schlechter Luft und zu hoher Temperatur sehr leicht übel werden kann. Er sollte daher beim nächsten Mal seine Jacke ausziehen, außerdem sollte er sich nahe an die Tür oder an ein offenes Fenster stellen, so daß er genug frische Luft bekommt. Ich konnte ihn schließlich davon überzeugen, daß die zu hohe Temperatur schuld an seiner Übelkeit gewesen war. Ob es stimmte oder nicht, war in diesem Fall vollkommen unwichtig. Es klang plausibel und hätte in der Tat zutreffen können. Hätte RICHARD keinen logischen Grund für seine Übelkeit finden können, hätte er in der ständigen Sorge gelebt, daß sich ein solcher Vorfall jederzeit unerwartet wiederholen könnte. Nun aber, da er den Grund für seine Übelkeit kannte, hatte er keine Angst mehr vor weiteren Busfahrten.

Es erscheint mir an dieser Stelle wichtig, darauf hinzuweisen, daß nicht jedes Kind, das über Übelkeit klagt, unter drohenden Panikattacken leidet. Die Übelkeit kann ebenso gut eine körperliche Ursache sein. Sie sollten daher beim geringsten Zweifel Ihren Hausarzt aufsuchen.

Im allgemeinen kennen Eltern ihre Kinder am besten. Sie können daher meist sehr gut einschätzen, ob sich ihr Kind ängstigt und sorgt und daher anfällig ist für Panikattacken. Die Art, wie ich in RICHARD's Fall reagiert habe, mag bei anderen Kindern nicht unbedingt empfehlenswert sein. Wichtig in diesem Zusammenhang ist jedoch, daß Panikattacken vorhersehbar sind und daß sie verschwinden, wenn man das Richtige unternimmt.

Es ist ein weit verbreiteter Glaube, daß Phobien, wie z.B. die Agoraphobie, bei Kindern nicht auftreten können. Kinder können sehr wohl unter Phobien leiden, beispielsweise unter einer Schulphobie. Sie können Angst haben vor der Fahrt zur Schule, aber auch davor, sich inmitten einer Menge anderer Kinder aufhalten zu müssen. Kinder, die unter Panikattakken leiden, fürchten sich häufig davor, alleine ausgehen zu müssen, niemanden zu haben, der ihnen im Falle einer Attacke helfen könnte. Die meisten dieser Ängste kommen gar nicht erst zum Vorschein. Kinder gehen nämlich meist nur selten allein aus dem Haus, es sei denn, um sich auf den Weg in die Schule zu machen. Daher das relativ häufige Auftreten von Schulphobien.

Einige Richtlinien

Hier einige Richtlinien für den Umgang mit solchen Kindern:

- Geben Sie Ihrem Kind eine plausible Erklärung für das Auftreten der Panikattacke. Damit nehmen Sie zukünftigen Panikattacken die Unvorhersagbarkeit.

- Geben Sie Ihrem Kind ein paar einfache praktische Hinweise, was es beim Einsetzen einer erneuten Panikattacke tun könnte. Beruhigen Sie Ihr Kind und versichern Sie ihm, daß nichts geschehen wird, wenn es sich an Ihre Ratschläge hält.

- Machen Sie kein großes Aufheben von der Sache. Bleiben Sie sachlich und damit überzeugend bei Ihren Erklärungen.

- Falls Ihr Kind in einer bestimmten Situation eine Panikattacke erlitten hat, versuchen Sie nicht, diese Situation in Zukunft vollständig zu vermeiden. Sorgen Sie dafür, daß Ihr Kind bei nächster Gelegenheit begleitet wird, aber machen Sie kein großes Aufheben davon. Wenn alles gut geht, dann unterlassen Sie es, Ihr Kind an früher zu erinnern. Sorgen Sie dafür, daß es bei der nächsten Gelegenheit die Situation alleine meistert.

- Falls Ihr Kind bereits mehrere Panikattacken erlebt hat und eine reale Furcht vor bestimmten Situationen entwickelt hat, so erlauben Sie, daß diese Situationen für einige Zeit gemieden werden. Das geht natürlich nur, wenn es sich dabei nicht um so wichtige Dinge handelt wie beispielsweise den täglichen Schulbesuch.

- Falls Ihr Kind in der Schule auf bestimmte Situationen mit Panik reagiert, dann beraten Sie mit den Lehrern, ob man dem Kind diese Situation nicht ersparen kann. Falls sich Ihr Kind beispielsweise vor Schulversammlungen fürchtet, könnte man es so einrichten, daß es diesen Veranstaltungen fernbleibt, in der Hoffnung, daß es im Lauf der Zeit sein Selbstvertrauen wiedergewinnt. Falsch hingegen wäre es, das Kind zur Teilnahme an einer solchen, für ihn angstauslösenden Versammlung zwingen zu wollen. Dies würde die Angst des Kindes nur noch vergrößern und vielleicht dazu führen, daß es die Schule insgesamt ablehnt. Eine andere Möglichkeit wäre, daß es an der Versammlung teilnimmt, dabei aber nahe am Ausgang sitzt mit der Erlaubnis, den Raum jederzeit verlassen zu dürfen.

Genau wie Erwachsene bedürfen auch Kinder der Hilfe, wenn es darum geht, Selbstvertrauen zu entwickeln und den Umgang mit den eigenen Ängsten zu erlernen. Da ihnen aber im Gegensatz zu Erwachsenen die Kraft fehlt, ihr eigenes Leben zu bestimmen, müssen hier die Eltern die notwendigen Voraussetzungen für eine Heilung schaffen.

Ratschläge an Freunde und Verwandte

Wir wollen uns der Frage zuwenden, wie nahestehende Freunde oder Verwandte Betroffenen, die unter Panikattacken leiden, helfen können. Selbstverständlich ist dieses Kapitel auch für letztere lesenswert.

Menschen, die unter Panikattacken leiden, sollten sich darüber im klaren sein, wie sie auf ihre Umgebung wirken. Sie sollten versuchen, sich mit den Augen ihrer Umgebung zu sehen, denn nur so können sie deren Reaktion verstehen.

Natürlich ist es für niemanden angenehm, unter Panikattacken zu leiden, besonders dann nicht, wenn er sich in einer akuten Phase befindet. Aber auch für nahestehende Freunde und Verwandte kann dies sehr belastend sein. Wenn ihnen das notwendige Verständnis für die Krankheit fehlt, wenn sie helfen möchten, aber nicht können, dann löst dies häufig Gefühle der Unfähigkeit und Hilflosigkeit bei ihnen aus. Dann kann es geschehen, daß sie auf eine Art und Weise reagieren, die unangemessen oder gar herzlos erscheint.

Reaktionen der Umgebung

Offene Ablehnung bei akuten Panikattacken

Erinnern Sie sich an BETTY auf S. 52? Ihr Ehemann war ihren Panikattacken gegenüber ablehnend bis feindlich eingestellt. Als sie während ihres Krankenhausaufenthaltes das Wochenende zuhause verbringen durfte, verließ er die Wohnung und ließ sie mit ihren Kindern allein. Erst als BETTY ernsthaft an Scheidung dachte, begann das Paar über seine Gefühle miteinander zu reden. Von dem Moment an ging es mit der Beziehung wieder aufwärts.

Ablehnung und Unverständnis gegenüber der Krankheit entstanden bei BETTY's Ehemann aus dem Gefühl der Enttäuschung und der Hilflosigkeit heraus. Diese Reaktionsweise findet man nicht selten bei Ehepartnern von Patienten, die unter Panikattacken leiden. Häufig wird dieses Verhalten dann von dem Betroffenen selbst als Unverständnis und mangelnde Sympathie interpretiert. Als Vater oder Mutter werden Sie beispielsweise ärgerlich, wenn sich Ihr Kind verletzt hat. In Wirklichkeit entspringt dieser Ärger aber der Enttäuschung, das Kind leiden zu sehen und nichts dagegen unternehmen zu können. Dasselbe passiert mit nahen Verwandten. Enttäuschung und Ablehnung sind dabei gerade während akuten Phasen von Panikattacken besonders ausgeprägt.

Ungeduld und Verärgerung bei gelegentlichen Panikattacken

Bei Menschen, die unter gelegentlichen Panikattacken leiden, besteht die häufigste Reaktion ihrer Umgebung in Verärgerung darüber, daß sich die Betroffenen vermeintlich zu wenig Mühe geben, mit ihrer Angst fertig zu werden. Man reagiert ungeduldig und verärgert, weil man glaubt, der Kranke müsse sich nur genügend anstrengen, um mit seinen Attacken fertig zu werden.

In diesem Stadium der Erkrankung ist jedoch das Gegenteil richtig. Der Betroffene bedarf der besonderen Geduld seiner Umgebung, er selbst muß bestimmen können, mit welcher Geschwindigkeit er an seiner Symptomatik arbeitet. Ihn zu drängen, würde nur das genaue Gegenteil bewirken und den Erfolg hinauszögern.

Nehmen Sie an, Sie möchten mit Ihrer Ehefrau oder Ihrem Ehemann am Abend ausgehen. Wenn es nun dem Partner so schlecht geht, daß er Sie nicht begleiten kann, dann doch nicht deswegen, weil er Ihnen den Abend verderben möchte. Ihm deswegen Vorwürfe zu machen, wäre ungerecht, und es wäre ebenfalls unangemessen, ihn oder sie dadurch bestrafen zu wollen, daß man ausmalt, wie schön es werden könnte und was ihr oder ihm alles entgehe. Viel besser hingegen wäre es, an diesem Abend alleine auszugehen, ohne verbittert zu sein oder dem Partner deswegen Vorwürfe zu machen. Versuchen Sie nicht, den Partner neidisch oder gar eifersüchtig zu machen. Ein solches Verhalten würde wenig nützen, könnte aber sehr viel schaden durch Erhöhung des ohnehin bereits erhöhten Angstgrades.

Umgekehrt sollten sich die Betroffenen, die unter gelegentlichen Panikattacken leiden, darauf einstellen, daß ihr Partner in solchen Fällen auch mal alleine ausgeht, während Sie selbst zuhause bleiben. Sie sollten lernen, diese Situation zu akzeptieren, ohne dem Partner hinterher deswegen Vorwürfe zu machen.

Gemeinsames Ausgehen

Sollte sich ein Betroffener, der unter Panikattacken leidet, dennoch entschließen, mit seinem Partner auszugehen, dann sollte seine Begleitung aufmerksam, aber nicht übernervös reagieren. Versuchen Sie als Begleiter den Betroffenen in ein Gespräch zu verwickeln, versuchen Sie seine Aufmerksamkeit auf Dinge der Umgebung zu lenken, um so Angstsymptome erst gar nicht entstehen zu lassen. Besprechen Sie, bevor Sie ausgehen, gemeinsam, welche Schritte Sie im einzelnen bei einer drohenden Panik unternehmen wollen. Vielleicht möchte der Betroffene in einem solchen Fall allein im Auto sitzen, vielleicht möchte er aber auch zusammen mit Ihnen einen Spaziergang an der frischen Luft machen.

Sind solche Schritte für den Notfall besprochen worden, sollten sich beide Seiten auch genau daran halten. Sie haben sich beispielsweise entschlossen, gemeinsam im Supermarkt einzukaufen. Im Falle einer Panikattacke haben Sie verabredet, daß der Betroffene den Einkaufswagen stehen läßt, hinausgeht und sich ins Auto setzt, während Sie als Begleiter mit dem Einkaufswagen zur Kasse gehen und bezahlen. In diesem Fall sollte der Betroffene nicht damit rechnen, daß Sie ihm hinterherlaufen, um ihn auf der Stelle nach Hause zu fahren, während Sie Ihrerseits sich ebenfalls strikt an die Abmachung halten und ihn keineswegs am Hinausgehen hindern sollten.

Der Betroffene muß lernen, daß sein Begleiter ihm helfen und das gegebene Wort halten wird. Unzuverlässige Begleiter erzeugen nur zusätzliche Angst.

So können Sie helfen!

Wenn Sie einem Freund oder einem Verwandten, der unter Panikattacken leidet, helfen wollen, sollten Sie folgende Punkte beherzigen:

- Seien Sie hilfsbereit, halten Sie sich an Ihr Versprechen und erwarten Sie keine zu schnellen Fortschritte.

- Machen Sie einem Betroffenen nie zum Vorwurf, daß er durch seine Krankheit Ihr eigenes Leben beeinträchtigt. Ein solcher Vorwurf würde nur Angst erzeugen und eine Heilung verzögern.

- Diskutieren Sie offen und in positiver Weise über alle Probleme. Suchen Sie nach einem gemeinsamen Weg, um Ihre Probleme zu lösen.

- Zwingen Sie niemanden, der unter Panikattacken leidet, sich einer angstauslösenden Situation auszusetzen. Die Betroffenen müssen selbst entscheiden, wann sie dazu in der Lage sind. Zögern Sie dann nicht, sie zu unterstützen.

- Keinesfalls sollte Ihre Unterstützung so weit gehen, daß Ihr eigenes Leben dadurch ernsthaft beeinträchtigt wird. Auf eine Stunde fernsehen zu verzichten, weil man einem guten Freund beim Einkaufen hilft, ist *eine* Sache. Längere Zeit jedoch deswegen von der

Arbeit fernzubleiben, ist eine andere. Letzteres könnte Sie in erhebliche Schwierigkeiten bringen, Sie sogar Ihren Arbeitsplatz kosten. Ihr Ärger darüber könnte dann leicht in offene Ablehnung, ja sogar Feindseligkeit gegenüber dem Betroffenen umschlagen. Statt dessen wäre es besser, jemanden zu finden, der den Tag mit Ihrem Freund oder Ihrem Verwandten verbringen kann, ohne sich dadurch selbst Schwierigkeiten zu bereiten, während Sie sich darauf beschränken, beispielsweise während der Mittagspause vorbeizuschauen oder regelmäßig zu telefonieren, um dadurch Ihre Betroffenheit und Ihre Verantwortung zu dokumentieren.

■ Wer unter Panikattacken leidet, bedarf mehr als andere der Gewißheit, geliebt zu werden.

■ Vergessen Sie nie, auch kleine Fortschritte beim Kampf gegen die Angst zu loben. Vermeiden Sie jedoch das Gegenteil: Keine Kritik bei Mißerfolgen! Wer unter Panikattacken leidet, weiß sehr genau, wann er etwas falschgemacht hat. Sie werden keinen großen Dank ernten, wenn Sie zusätzlich darauf hinweisen.

■ Vermeiden Sie es, frühere Fehlschläge anzusprechen.

■ Vermeiden Sie es, dem Betroffenen das Gefühl zu geben, er sei einer Panikattacke wegen ein Außenseiter. Hören Sie nicht auf, ihn einzuladen, auch wenn Ihre letzte Einladung vielleicht abgelehnt worden ist. Eine solche Einladung wird vielleicht beim nächsten Mal akzeptiert. Zumindest aber ist sie eine Herausforderung an den Betroffenen, ein Ziel, für das es lohnt, an sich zu arbeiten.

Dies alles ist für einen Außenstehenden, der helfen möchte, nicht immer einfach. Eine solche Hilfe erfordert Verständnis und viel Geduld. Wie verlockend wäre es manchmal, einfach zu sagen: »Hör doch endlich auf damit!« Wie schwer hingegen ist es, mit der eigenen Enttäuschung fertig zu werden, sie dem anderen nicht vorwurfsvoll entgegenzuhalten und dadurch noch mehr Angst zu erzeugen. Versuchen Sie es ruhig mit etwas Humor. Lachen Sie *mit* dem Betroffenen, aber niemals über ihn.

Neue Eigenschaften – und doch die alten

Ich hoffe, daß ich etwas Neugier, vielleicht sogar Freude auf dieses neue Leben in Ihnen wecken konnte, das da auf Sie wartet. Überstürzen Sie nichts, haben Sie Geduld mit sich selbst. Es dauert seine Zeit, die eigenen Gewohnheiten und Reaktionsweisen zu überprüfen, das eigene Verhalten zu überdenken, herauszufinden, was sich ändern muß, um ein Leben ohne Angst führen zu könne.

Gehören Sie zu jenen, die sich überflüssige Sorgen machen? Entspricht das Bild, das Sie sich von anderen Menschen machen, der Wirklichkeit? Sehen Sie automatisch das Schlechte in den Dingen? Vielleicht werden sich viele Ihrer Antworten und Ihrer Verhaltensweisen auch nach kritischer Analyse nicht ändern. Bei einigen wird dies aber mit Sicherheit der Fall sein. Dann ist der Zeitpunkt gekommen, an dem Sie mehr über sich selbst lernen können und tiefer einsteigen können in das Verständnis Ihrer eigenen Persönlichkeit. Es wird Ihnen um so leichter fallen, wenn Sie die Techniken, die ich in diesem Buch beschrieben habe, regelmäßig üben.

So erreichen Sie ein neues Selbstverständnis

Methode

Die folgende Methode wurde von dem Amerikaner GEORGE KELLY beschrieben. Sie soll das Bild aufhellen, das Sie von sich selbst haben und zu einem besseren Verständnis Ihrer Persönlichkeit führen.

In *Tabelle 1* sollen alle Personen aufgelistet werden, die in Ihrem Leben wichtig waren oder es noch sind. Schreiben Sie deren Namen an die entsprechenden Stellen und beginnen Sie mit »Mutter« und »Vater« bzw. mit jenen Personen, die Sie an Eltern Statt aufgezogen haben.

In *Tabelle 2* geht es nun darum, drei dieser Namen nebeneinander in eine Zeile zu schreiben und zwar in jener Reihenfolge, wie sie durch Buchstaben zu Beginn jeder Zeile angegeben sind. Diese Buchstaben am Zeilenbeginn beziehen sich auf die Namen in Tabelle 1. Überlegen Sie sich nun, welche Eigenschaft auf alle drei Personen einer Zeile zutrifft und schreiben Sie dann diese Eigenschaft hinter die Zeile mit dem Namen in die vierte Spalte. Achten Sie darauf, daß es sich bei jeder Namensgruppe um nur eine Eigenschaft handelt. Wählen Sie daher jeweils die charakteristischste. Diese Eigenschaften in der vierten Spalte beziehen sich auf jene Menschen, die in Ihrem Leben die größte Rolle spielen. Damit aber sind sie gleichzeitig von größter Wichtigkeit für das Bild, das Sie von sich selbst haben.

Wenn Sie Tabelle 2 ausgefüllt haben, jeweils mit einer anderen Eigenschaft für jede Namensgruppe, können Sie sich *Tabelle 3* zuwenden. Hier geht es darum, die verschiedenen Eigenschaften, die Sie in Tabelle 2 aufgelistet haben, noch einmal niederzuschreiben, und zwar die aus Ihrer Sicht wünschenswerten Eigenschaften auf der linken, die weniger wünschenswerten Eigenschaften auf der rechten Seite. Ergänzen Sie nun diese Liste durch weitere Eigenschaften, die Sie für das genaue Gegenteil halten. Würde beispielsweise in Tabelle 2 als Eigenschaft das Wort »wundervoll« auftauchen und aus Ihrer Sicht das Gegenteil davon »abscheulich« lauten, so würden Sie beide Worte nebeneinander in Tabelle 3 eintragen und zwar das Wort »wunderbar« auf der linken, das Wort »abscheulich« auf der rechten Seite.

Auf diese Weise erhalten Sie acht Eigenschaftspaare. Zwischen den beiden gegensätzlichen Eigenschaften jeder Zeile finden Sie sieben Punkte, die nun als Selbsteinschätzungsskala dienen sollen. Ihre Aufgabe besteht nun darin, sich selbst einzuschätzen und das Ergebnis Ihrer Selbstbewertung an entsprechender Stelle zwischen zwei Eigenschaften anzukreuzen.

Überlegen Sie, wie Sie gerne wären. Überlegen Sie sich das ideale Bild von sich selbst und markieren Sie Ihre Wunscheinschätzung ebenfalls auf der Sieben-Punkte-Skala (zur besseren Unterscheidung sollten Sie bei diesem zweiten Durchgang keine Kreuze machen, sondern den entsprechenden Punkt der Skala umkreisen). Dabei ist es durchaus zulässig, bei beiden Durchgängen den gleichen Punkt anzukreuzen bzw. mit einem Kreis zu markieren. Mit einem Blick können Sie nun feststellen, welche Ihrer Eigenschaften Sie verändern müssen: Die Dinge nämlich, bei denen Kreuz und Kreis am weitesten auseinander liegen. Sie haben nun einen konkreten Plan für Ihre weiteren Ziele in der Hand.

Wenn Sie nun noch einen Schritt weitergehen wollen, dann können Sie jede dieser Eigenschaften genau unter die Lupe nehmen. Überlegen Sie sich, was Sie tun könnten, um so zu werden, wie Sie gerne sein möchten. Welche Eigenschaften Ihres Verhaltens, welche Ihres Denkens müßten Sie ändern? Überlegen Sie sich dazu ein möglichst konkretes Beispiel aus Ihrem Leben.

Sie können eine Menge über sich herausfinden, wenn Sie den Abstand zwischen Kreis und Kreuz auf jeder Skala betrachten und sich dazu Fragen stellen. Nehmen wir einmal an, das Eigenschaftspaar einer Zeile würde lauten »schön – häßlich«. Und nehmen wir weiter an, Ihr Ziel wäre es, schöner zu werden als Sie sind. Warum? Vielleicht lautet Ihre Antwort darauf: »Damit die Leute mich mehr mögen.« Fragen Sie nun weiter: »Warum ist es mir so wichtig, daß andere Leute mich mögen« und »Warum glaube ich, daß mich andere nur mögen, wenn ich schön bin?« Versuchen Sie jede Antwort, die Sie sich geben, in eine neue Frage umzuformulieren, solange, bis Ihnen keine neuen Fragen mehr einfallen. Notieren Sie sich diese letzte Antwort und fahren Sie dann fort mit dem nächsten Eigenschaftspaar. Sie werden feststellen, daß die letzten Antworten, zu denen Sie gelangen, einander gleichen. Diese Antworten sind ein wichtiger Hinweis auf die treibenden Kräfte in Ihrem Leben.

Die oben beschriebene Übung ist nicht immer leicht. Wenn Sie alleine nicht zurechtkommen, fragen Sie einen Freund um Hilfe. Sinn und Zweck dieser Übung ist es zu überprüfen, welches Bild Sie von sich selbst und von anderen haben, Ihre Meinungen und Einstellungen aufzuhellen, zu überprüfen und schließlich herauszufinden, was davon tatsächlich der Wirklichkeit entspricht und was einer dringenden Revision bedarf.

Grundlage

Vielleicht fragen Sie sich, warum Sie auf der Suche den Umweg über Eigenschaften anderer, in Ihrem Leben wichtiger Personen nehmen müssen. Der Grund hierfür ist folgender: Wir alle versehen die Welt und die uns umgebenden Personen mit Eigenschaften, die uns wichtig sind. Stellen Sie sich für einen Moment einen Menschen vor, der eine lange Nase hat und deswegen unter einem Minderwertigkeitskomplex leidet. Er wird glauben, daß jedermann auf die Nase starrt und einen Großteil seiner Zeit damit verbringen, sich darüber Sorgen zu machen. Sie können sicher sein, daß dieser Mensch selbst die Form und Größe jeder Nase registriert, die ihm über den Weg läuft. Wie aber steht es mit uns anderen? Beachten wir etwa mit gleicher Aufmerksamkeit die Nasen anderer Leute?

Ähnlich verhält es sich mit Menschen, die ewig abnehmen wollen. Mit großer Aufmerksamkeit registrieren sie sofort, ob jemand zu dick oder zu dünn ist.

Was für Nasen und Körpergewicht gilt, gilt in gleicher Weise für Persönlichkeitsmerkmale. Wir bemerken beim anderen in erster Linie Vorhandensein oder Fehlen jener Eigenschaften, die wir selbst für wichtig halten. Wir sehen die Welt durch unsere eigenen Augen, unter dem Einfluß unserer Hoffnungen und Befürchtungen. Keiner von uns urteilt leidenschaftslos und objektiv. Jeder von uns sieht die gleiche Welt mit anderen Augen. Aus diesem Grunde sagen die Eigenschaften, die Sie bei anderen feststellen, eine Menge über Ihren eigenen Charakter aus. Ein anderer würde höchstwahrscheinlich bei den gleichen Personen andere Eigenschaften auflisten – jene eben, die für ihn wichtig sind.

Ich wünsche Ihnen, daß Sie durch dieses Buch lernen, Ihr Bewußtsein besser zu kontrollieren, damit es in Zukunft für Sie und nicht mehr gegen Sie arbeitet, wie noch zur Zeit Ihrer Panikattacken. Ergreifen Sie Ihre Chance, machen Sie sich auf die Suche und warten Sie nicht darauf, daß sie auf Sie zukommt. Ich wünsche Ihnen dazu Mut, Enthusiasmus und viel Erfolg.

Tabelle 1

Achten Sie darauf, daß kein Name zweimal genannt wird!
a: Ihre Mutter (bzw. jene Person, die Sie aufgezogen hat)
b: Ihr Vater (bzw. jene Person, die Vaterstelle bei Ihnen eingenommen hat)
c: Ihr Bruder oder Ihre Schwester (der/die für Sie wichtigste, wenn Sie mehrere Geschwister haben) oder ein Freund aus der Kindheit, wenn Sie Einzelkind waren
d: Ihr bester Freund bzw. Freundin
e: Ihr Ehemann bzw. Ehefrau oder Ihr Partner, wenn sie unverheiratet sind
f: Jemand, den Sie bewundern oder irgendwann einmal bewundert haben
g: Jemand, der Sie einmal im Stich gelassen hat
h: Jemand, den Sie nicht ausstehen können
i: Ein Lehrer aus Ihrer Schulzeit

Tabelle 2

Übertragen Sie die Namen aus Tabelle 1 entsprechend den Buchstaben am Zeilenanfang. In der letzten Spalte sollten Sie eine Eigenschaft nennen, die auf alle drei Personen einer Zeile zutrifft. Achten Sie darauf, daß keine Eigenschaft zweimal auftaucht.

Namen				Eigenschaft
a c e				
b d f				
a d g				
b g i				
g h a				
f d c				
e a h				
e g c				

Beispiel:

	Mutter	Vater	Maria	wunderbar
a b c				

Tabelle 3

Übertragen Sie die Eigenschaften aus Tabelle 2 in Tabelle 3 und ergänzen Sie durch eine weitere Eigenschaft, die Ihnen als genaues Gegenteil erscheint. Schreiben Sie dabei die wünschenswerten Eigenschaften auf die linke Seite, die nichtwünschenswerten auf die rechte.

Die sieben Punkte zwischen jedem Gegensatzpaar bilden eine Bewertungsskala. Versuchen Sie, sich zwischen zwei Eigenschaften selbst einzuschätzen, und markieren Sie den entsprechenden Punkt mit einem Kreuz. Beginnen Sie von vorn, wenn Sie alle acht Eigenschaftspaare angekreuzt haben. Diesmal sollten Sie jedoch markieren, welche Lage Sie auf der Skala gerne einnehmen *wollen*. Markieren Sie bei diesem zweiten Durchgang mit einem Kreis.

Wünschenswerte Eigenschaften

1. ——————————— ○ ○ ○ ○ ○ ○ ○ ———————————
2. ——————————— ○ ○ ○ ○ ○ ○ ○ ———————————
3. ——————————— ○ ○ ○ ○ ○ ○ ○ ———————————
4. ——————————— ○ ○ ○ ○ ○ ○ ○ ———————————
5. ——————————— ○ ○ ○ ○ ○ ○ ○ ———————————
6. ——————————— ○ ○ ○ ○ ○ ○ ○ ———————————
7. ——————————— ○ ○ ○ ○ ○ ○ ○ ———————————
8. ——————————— ○ ○ ⊙ ○ ○ ⊗ ○ ———————————

Beispiel:

schön   häßlich
——————————— ○ ○ ○ ○ ○ ○ ○ ———————————

Checkliste für unter Panikattacken leidende Menschen

Die vorhergehenden Seiten enthalten viele für Sie wichtige Informationen. Um noch einmal einen kurzen Überblick zu geben und um das Gelernte aufzufrischen, sind die wichtigsten Punkte dieses Buches im folgenden noch einmal kurz zusammengefaßt:

1. Auch wenn Sie sich in der akuten Phase einer Panikattacke befinden: Versuchen Sie positiv zu denken und Ruhe zu bewahren. Vermeiden Sie panikauslösende Situationen in dieser Zeit und suchen Sie professionelle Hilfe auf.
   Lesen Sie an dieser Stelle nicht weiter, bis Sie die akute Phase hinter sich haben.

2. Falls Sie unter gelegentlichen Panikattacken leiden, überlegen Sie sich einen Plan. Machen Sie eine Liste all der Dinge, die Sie gerne tun würden, zur Zeit aber nicht können. Überlegen Sie sich einfache und kleine Schritte auf dem Weg zu Ihrem Ziel.

3. Akzeptieren Sie die Tatsache, daß Sie für Ihren Erfolg ganz allein verantwortlich sind.

4. Sprechen Sie mit Ihrer Familie und Ihren Freunden. Sagen Sie ihnen, wie sie sich verhalten sollen, vor allem aber, was sie unterlassen sollen.

5. Überlegen Sie, was die letzte akute Phase bei Ihnen ausgelöst hat. Vermutlich war es eine Kombination verschiedener Gründe. Besteht die Wahrscheinlichkeit, daß sich die Vorgänge, die zur Auslösung dieser Attacke geführt haben, wiederholen werden? Wenn ja, können Sie Ihre Einstellung ihnen gegenüber in positiver Weise verändern?

6. Überlegen Sie ernsthaft, was Sie in Ihrem Leben ändern könnten, um Angst und Streß zu reduzieren. Denken Sie dabei an eine ausgewogene Ernährung, meiden Sie Alkohol und Nikotin, treiben Sie regelmäßig Sport und erlernen Sie eine Entspannungstechnik.

7. Schauen Sie nach vorn und nicht zurück.

Sachverzeichnis

Abhängigkeit 57
Ablehnung 51, 53 ff, 137
Ablenken, bewußtes 95 f, 103
Abneigung 59
Adrenalin 17
Agoraphobie 20, 27, 32, 46, 58, 82, 99, 134
Alkohol 13, 20, 40, 58, 89, 122, 147
Angst 15, 47, 54, 75, 107, 110, 123
– alte 45
– Bedeutung 37 ff
– als Entschuldigung 67
– Entstehung 29
– Ernährung 122
– generalisierte 32
– Kontrolle 98
– Leistungsfähigkeit 16
– Sorge 44, 54, 57, 106 f
– Sport 124
– unbewältigte 17
– Unentschloßenheit 65
– unterdrückte 41
– verdrängte 78
– Vermeidung 32
Angstreduzierung 125
Angstspirale 34, 57, 84
– Entspannung 89
Angstzustand, akuter 38 f
Arbeitslosigkeit 44
Arbeitsplatz, Ärger 46
– Verlust 46, 109
Ärger 46
Aufmerksamkeit 17, 23, 57, 80, 95 f, 119
Ausgehen, gemeinsames 138
Auslöser 35
Auslösesituation 32

Belohnung 55
Beobachten 96
Beruhigungsmittel 14, 40, 78
Bewältigungstechnik 87, 106
Bewußtsein 18, 57, 98, 144
Bezugsperson 51
Brechreiz 15
Busfahrt 103

Charakter 143
Charaktereigenschaft 37, 39
Checkliste 147

Denken, positives 64, 92, 99, 107, 147
Depersonalisation 58
Depression 42, 75, 110 f, 121, 123
Desensibilisierung 22, 24, 83
Durchfall 15, 19, 26, 29 f

Ehestreit 109
Eigenschaft 141 ff
Entspannung 22, 69 f, 89, 99, 107, 112 ff,
   147
Enttäuschung 137, 140
Entzugssymptome 88, 122
Erbrechen 25
Erinnerungslücke 16
Ernährung 121 ff
Erregung 69 f
Erziehung 84

Familie 50
Fehlschlag 93
Ferien 109
Flight-or-fight-Reaktion 17
Flucht 17, 41, 66, 91
Fortschritte, persönliche 104
Freude 69 f, 107
Freunde, Hilfe 129 ff
– Ratschläge 137 ff
– Rolle 50
Furcht 17, 22, 30, 69 f

Geburt 25, 44, 52
Gedächtnisblockade 16
Gedanken 21, 31, 35, 57, 84, 107
Geduld 138
Gefühle, Umkehren 70, 107

Hausfrau 58
Herzinfarkt 17
Hilfe 139

– Freunde 129 ff
– Kind 136
– professionelle 41, 77, 89, 147
Hilflosigkeit 111, 121, 137
Hilfsmittel 33
Hintergrundsangst 23, 38 f, 40 f, 43, 46, 51,
  54, 57, 78, 85, 125
Hypnose 120

Identitätsgefühl 108
Identitätsverlust 58
Instinkt 17
Interessenlage 63

Kalzium 123
Kind, Hilfe 136
– Panikattacke 28, 51, 133 f
– Phobie 50
Koffein 122
Kontrollverlust 56
Krämpfe 115
Krankheit, seelische 121
– streßinduzierte 109
Krankheitsgeschichte 71
Krise, emotionale 80

Langeweile 58, 69 f
Leistungsfähigkeit 16 f
Lernen am Modell 50
Lethargie 17
Liste, Angstsituation 83, 99, 101
– Fortschritte 104
– Probleme 128

Massage 121
Meditation 121
Minderwertigkeitsgefühl 81
Motivation 43, 78 f
Muskelentspannung 83, 89, 119

Nachahmung 50
Nervenzusammenbruch 17
Nikotin 147

Ohnmacht 15, 18, 26, 78
Ohrgeräusch 19

Panik 18, 69, 79
– emotionale 68
– Kontrolle 80
Panikattacke 13 f, 24
– akute 40 ff, 49, 77, 129, 137, 147
– akut-gelegentliche 45 f, 80
– Angst 23, 47
– Auslöser 32
– Beginn 24 ff
– Besserung 99
– Checkliste 147
– Definition 15 ff
– Entstehung 21
– Entwicklung 29 f
– Geburt 25, 44, 52
– Gedanken 21, 31, 35, 57, 84
– gelegentlich-akute 46, 49, 80
– gelegentliche 43, 48 f, 78, 131 f, 138, 147
– beim Kind 28, 51, 133 f
– Krankheitsgeschichte 71 ff
– Stufen 36
– Symptome 19
– Überwindung 75
– Verlaufsmuster 40
Pantothensäure 123
Pellagra 121
Persönlichkeit 37, 141
Persönlichkeitseinschätzung 65
Persönlichkeitstest 60 ff
Phantasie 97
Phobie 50
– Kind 134
– soziale 19 f, 27
– spezifische 21, 24
– unspezifische 20 ff
Platzangst 19
Problemliste 128
Problemlösen 125

Reversionstheorie 70
Rückzug, möglicher 90
– tatsächlicher 91
Ruhestand 109 f

Scheidung 109
Schlafstörung 113, 125

Schuldgefühl 53, 106
Schuldphobie 28, 135
Schwangerschaft 25
Schweißausbruch 19
Schweregefühl 116
Schwimmen 124
Schwindelgefühl 114
Selbstbehandlung 43
Selbstbeobachtung 84
Selbstbewußtsein 64
Selbsteinschätzung 142
Selbsterkenntnis 55 ff
Selbsthilfe 75, 121
Selbsthypnose 120
Selbstrespekt 101, 108
Selbstsicherheit 82, 120
Selbstverständnis 141
Selbstvertrauen 83, 102
Situationsangst 38 f, 47
Sorge 44, 54, 57, 106 f
Sport 123 f
Strafe 55
Streß 15, 17, 101, 106, 109 f, 123 f
Supermarkt 102

Tiefenentspannung 112 ff
Tod 109
Tranquilizer 42, 44, 87 f
Trauer 81
Trinken, exzessives s. Alkohol

Übelkeit 19, 25, 29, 134
Überatmen 114
Umwelteinfluß 50
Unentschlossenheit 65
Ungeduld 138
Unsicherheit 128

Valium 87
Veränderung 110
Verärgerung 138
Verhaltensänderung 14
Verhaltenstherapie 83
Verletzlichkeit 85
Verlieben 81
Verstärkung, negative 55
– positive 55
Verwandte, Ratschläge 137
Vitamin B 121, 123
Vitamin C 123

Willenskraft 83

Yoga 121

Zucker 122
Zuversicht 102